JN005916

クラウディア・ブラック
Claudia Black

監訳 水澤 都加佐
訳 会津 亘

あなたの苦しみを誰も知らない

トラウマと依存症からのリカバリーガイド

Unspoken Legacy :
Addressing the Impact of
Trauma and Addiction
within the Family

Ψ
金剛出版

39年間の人生をともにした
最愛の夫、
故ジャック・フェイヘイに
捧ぐ

Claudia Black
Unspoken Legacy :
Addressing the Impact of Trauma and Addiction within the Family
Copyright © 2018
by
Claudia Black

Japanese translation rights arranged with Central Recovery Press, LLC.
through Japan UNI Agency, Inc., Tokyo

目次

Unspoken Legacy 日本語版に寄せて

――クラウディア・ブラックから監訳者へのメッセージ

私の大切な親友へ

私は何度もあなたの素晴らしい国、日本へ仕事に行きました。そこでドクターやカウンセラーなどと協力し、多くの人々の前で講演もしました。そうしたことは私にとって、とても名誉なことでした。

しかしながら、とても悲しいことに、私がアメリカでしている仕事と同じように、日本においても悲しい現実を目の当たりにしました。それは、家族のなかのアディクションであり、さまざまな種類のトラウマを負った人たちがたくさんいると知ったことです。家族におけるアディクションとトラウマは、共生関係であり、密接に関連しています。本書 *Unspoken Legacy* では、トラウマという言葉の意味と、そのトラウマが家族で起こったときの様子について詳しく説明しています。さらにトラウマとアディクションが一体となって生み出す大きな力についても具体的に説明しています。もっとも重要なのは、これらの痛みを伴う状況から、誰が、いかに癒すことができるか、について多くの章を費やしていることです。私はサイコロジストとして、キャリアのすべてをアディクションの問題を持つ人たちとその家族に捧げてきました。過去の心の傷をそのままにして、課題に取り組むことを後回しにする人たちがいるのも知っていますが、多くの人たちが以前は不可能だと思われていたことに取り組み、幸せに生きていることも知っています。私は、傷ついた人たちが癒され、より幸せな生活を送るようになることを強く望んでいます。私が皆さんとスピリットの上でつながって一緒にいることを忘れないでください。

クラウディア・ブラック

本書への賛辞

クラウディア・ブラック氏の執筆による本書は、トラウマについて詳しく知りたい方やトラウマの後遺症に苦しんでいる方にとって非常にわかりやすく書かれた素晴らしい解説書となっています。トラウマの症状が発現する複雑な仕組みが丁寧に説明されているので、本書を片手に回復プログラムを実践しようとする方々の強い味方にもなることでしょう。未解決のトラウマが生み出す絶え間ない心の痛みが依存症を引き起こし、そしてその再発を繰り返させる惨劇を長年見続けてきた著者が、家族システムのなかで、年月をかけて、何世代にも受け継がれながら、気づかれることなく巧妙に忍び込んだトラウマが、人々の心の奥深くでその毒牙を大きく成長させる過程をひも解いてゆきます。たくさんの実例を巧みに解説しながらブラック博士はトラウマに苦しむ人々が否認を続けるために捻り出す病的な思考や、希望の光が見えてきたクライアントの口から安堵の吐息とともにこぼれ落ちる数々の言葉を本書の紙面に見事に描き出します。トラウマ障害という疾患のたどる道筋と回復の過程が明瞭に示された本書により、この疾病に苦しむ多くの人々の命が救われることを切に願います。

ティアン・デイトン
メドウズ上級研究員、
"The ACoA Trauma Syndrome" "Emotional Sobriety" 著者

トラウマに苦しむ人々は、複雑な自分の過去を正しく理解し、それを手放すことができなければ、前向きな未来に向けて歩き出すことはできません。そのための新たな道案内の書がクラウディア・ブラック博士の執筆により、また一冊、この世に出ることを大変うれしく思います。共感に満ちた穏やかな声でブラック博士はトラウマと依存症に苦しむすべての人々へ語りかけ、豊富な経験に裏打ちされた解決法をあらゆる角度から提案してゆきます。本書には実践的なエクササイズがふんだんに盛り込まれ、トラウマから癒されてゆく過程を読者自身が体感できるものとなっています。依存症とトラウマの複雑な相関関係や家族に与えるダメージがこれほど明瞭に描かれた本を私はほかに知りません。この分野の専門家から学生まで、または実際にトラウマや依存症に苦しんでいる方々にとって必読の書です。

メル・ポール
医師、アメリカ依存症医学協会特別会員、
ラスベガス・リカバリーセンター
メディカル部門ディレクター

著名な依存症専門家クラウディア・ブラック博士がまたひとつ偉業を成し遂げました！　本書は、依存症当事者やその周辺で途方に暮れる方々を希望の道へと導くほかに類を見ないガイドブックです。家族というシステムのなかに潜伏する依存症という疾患に身体から精神まですべてを蝕まれてゆく当事者や、トラウマと依存症が複雑に絡み合うなかで怖ろしい状況に陥る家族がたくさん存在します。依存症治療の最前線で活躍し続ける著者からの渾身のレポートでもある本書は、出口の見えない地獄からの脱出法を明快に示すだけでなく、そのゴールとして訪れる心の癒しを見事に描き切りました。治療現場においてすぐに役立つ数々の例題をやってみることによって分析的洞察力を深めることもできます。即戦力となる情報満載の本書の内容を、ブラック博士のスピリチュアルで温かみのあるガイドによって十分に味わっていただきたいと思います。

ミシェル・ウェイナーデイビス
認定カウンセラー、
“Healing from Infidelity” *“The Sex-Starved Marriage”* 著者

本書は、複雑に絡み合うトラウマと依存症の問題にクラウディア・ブラック博士が鋭いメスを入れ、その関係性をひも解いてゆきます。怖れと劣等感のループのなかにとらわれた人々をその有害な状況から救い出し、その世代間連鎖に終止符を打つべく道筋が明確に示されています。本書はトラウマや依存症で苦しむすべての人々を希望と回復、そして心の癒しへと導く明確なガイドマップです。

ジェリー・モー
教育学修士、
ベティ・フォード・センター
子供プログラムディレクター

トラウマと依存症からの回復と心の癒しをテーマにしたクラウディア・ブラック博士の新刊である本書は、依存症治療の分野で働く専門家必携のハンドブックです。トラウマは程度の差こそあれ誰もが抱えていることで、正しく対処すれば解決できる問題であることなどを含め、この分野の複雑な知識を段階的にやさしく手渡してゆく優れた教材でもあります。本書に書かれているマインドフルネス療法や温

かみのある多くの個人的アドバイスが将来どれだけ多くの人々を救うことになるか楽しみです。この本を読み進めるうちに読者は安心感と自信を徐々に取り戻し、確かな希望を見出してゆくでしょう。人生をよく生きるための数々のツールが与えられ、それらの使い方をマスターできる素晴らしい機会を見逃さないでください。

カレン・フェルプス・モイヤー
モイヤーファンデーション
キャンプ・マリポサ共同創始者

謝辞

スコット・エデルシュタイン氏へ

本書の構成・編集に深く関わり、家族が抱えるトラウマや依存症の問題を取り上げる本書に幅と奥行きを与えてくださったことに深く感謝いたします。

セントラル・リカバリー・プレスの皆さま、およびナンシー・シェンク氏とパトリック・ヒューズ氏へ

本書の発行にあたり貴重なご意見、ご見識を賜りありがとうございました。

私が関わった多くのクライアントの方々へ

皆さまに導かれて、私は依存症やトラウマの理解をここまで深めることができました。そして、皆さまの心が癒されてゆく姿から回復の素晴らしさを教えていただきました。本当に感謝します。

サンディ・クレイン氏へ

長年の間、アシスタントとして私の執筆活動の精神的な支えを担い、数々の得難いアドバイスをいただいてきたことに深謝いたします。あなたとともに本書を完成させ、世に出せることを非常にうれしく思います。

はじめに

「怖れと劣等感に満ちた人生を送りたい」なんて思う人は、まずいないはずです。そんな生き方を強いられることがあってはなりません。しかしながら、悲しいことに、依存症やトラウマの影響下で育った人々の多くは、怖れと劣等感に四六時中苦しめられながら生きているのです。その状態から抜け出し、回復し、癒される方法が存在することを知らぬまま苦しみ続けているのです。

怖れの感情に突き動かされ、何かを常に警戒し、今にも押し流されてしまうような気持ちで生き続ける必要はないのです。自分の感情の起伏が、自分自身や誰かを傷つけてしまうのでは、と怖れ続ける必要はないのです。不安や落ち込み、怒りや他罰的な衝動のなかで、凍りつき麻痺してしまった心を抱え続ける必要はないのです。「自分は、そんな運命の下に生まれてきたのだから仕方がない」と諦めないでください。

怖れと劣等感に満ちた惨めな人生を克服することができた人々が数多くいるのです。病んだ家族のなかで、何世代にもわたって受け継がれてきた悲惨なシナリオから解放された人々です。あなたも、そのなかのひとりになれるのです。あなた自身の人生のゴールに向けて、あなた自身の価値観を信じ、あなた自身が選択した人生を生きることができるのです。

他人を信頼しながらも、振り回されることなく、自分のニーズをあなた自身が尊重し、それをまわりに発信できるようになります。自分自身に対する理解が深まるので、整合性のある生き方ができるようになります。希望に満ちあふれ、生きる喜びを感じながら生きているタフなあなた自身を想像してみてください。今のあなたの生き方を操っている「過去」という名の亡霊を消し去ることができるのです。

私は決して、「過去の出来事は、すべて水に流しましょう」とか、「消し去りましょう」と言っているのではありません。自分の過去を、くまなく吟味しなおすことによって、あなたの人生のストーリーを編集しなおすのです。

あなたにもできます。私はカウンセラーとして、長年仕事をするなかで、たくさんの人々が、それを達成するところを見届けてきました。自信を完全に失い、混乱や不安に満ちた惨めな絶望状態のなかで、身動きが取れなくなっていた老若男女が見事に立ちなおり、人生の方向性をはっきりと定め、穏やかな心と自信を取り戻し、自由で喜びに満ちた幸せな人生を歩み始める姿を見てきたのです。

私自身、依存症と暴力で病んでしまった家族の下に生まれ、トラウマを抱えながら育ちました。ですから、いつも何かに怯えながら生きることがどんなにつらいか、病んだ家族に自分の人生を破壊されることがどんなに理不尽で悲しいことか、自分の肌で知っています。しかし、今の私は、そこから立ちなおり回復する方法も知っているのです。あなた自身が、「助けてほしい」と声を上げるところから、すべては始まるのです。

トラウマと依存症

家族が機能不全状態に陥ってしまう原因にはさまざまなものがありますが、そのなかで一番にあげられるのは「トラウマと依存症の組み合わせ」です。そして、ひとの人生を破壊する力において、この組み合わせの右に出るものはありません。これは、私自身の四〇年以上にわたるカウンセリング経験から導き出された明確な結論です。

トラウマと依存症は、別々のもののように思えますが、実はとても強力な相互作用を及ぼし合っています。しかし、最近に至るまで、このトラウマと依存症の相互関係については、あまり取り上げられてきませんでした。インターネットで検索してみると、依存症に関する書籍やトラウマに関する書籍は山のようにあるのがわかりますが、トラウマと依存症の相互作用と、その怖ろしさについて書かれた本はほとんどありません。苦しんでいる当事者が、この相互作用への対処方法の書かれた本を探そうとしても、絶望的な状態にあるのが現状です。ですから、私は、本書の執筆を決意しました。

トラウマと依存症、この二つの破壊力が織りなす悲劇のなかで苦しんでいる人々のお役に立てればと願ってやみません。問題への対処法、必要なツール、支え合う力、問題に対する理解の深め方、役立つ知識や情報、違った角度からの問題への切り口、勇気の湧くメッセージ等々、もうすでに回復の途上にある方からまだ何の糸口もつかめていない方まで、すべての方々のお役に立てるように、この本にはいろいろな角度から、幅広い内容を盛り込んでみました。

トラウマと依存症が自分の生き方に影響を与えていることに気づき始めた段階の方々にはもちろん、一定の期間、回復に取り組んでいるのに、まだ何かすっきりしないところがある方々にも、この本はお役に立てると信じています。

本書は、依存症当事者の方々でも、身近にいる依存症者から悪影響を受けている非当事者の方々でも、どちらであっても、抱えている問題に対する考えを深め、希望を見出すガイドブックとなることでしょう。

とはいっても本書は、あなた自身が抱えている問題を頭で理解し、他人に上手に説明するための本ではありません。私たちが抱えているさまざまな問題の背景にあるものを見極め、それらから回復するために、ヒーリングの過程を自分の生き方のなかに取り入れ、より自由で、より幸福な人生を手に入れるための行動の指針が書かれています。

人とのつながり

本書が、あなたの回復にとって絶対に必要なアイテムであることを信じています。しかし本書を読むだけでは、あなたは回復しません。生身の人間の健全なサポートが必要不可欠なのです。人は皆、思いやりのある誰かのサポートなしでは人生を生きていけません。依存症やトラウマから回復するにはチームが必要です。そのチームには、少なくとも、この分野の専門家（心理カウンセラーや福祉士）とスピリチュアルなガイドをしてくれるメンバーがひとりずつ必要です。もし、家族や親戚のなかに、あなたの回復チームに加わってくださる方が見つかれば、それは素晴らしいことです。

あなたの回復をサポートしてくれる信頼できる人たちを見つけ、その人たちとつながることができるかどうか、それがあなたの回復への鍵となります。

トラウマと依存症を結び付ける糸

長年、カウンセリングの仕事をするなかで、たくさんの方々の人生模様に触れ、そのなかで、彼ら彼女らが希望と自信を取り戻し、新たな道へと歩み出してゆく姿をたくさん見てきました。その場に立ち会うことができたことに、感謝と畏敬の念が絶えません。

依存症、トラウマ、うつ病、不安神経症などを抱えた方々に対して、どうすれば自己破壊的な思考や生き方を手放し、仲間と共感し合える新たな生き方を見出してもらえるかを考え、それを仕事として追及し続けてきました。

対人援助者としての初めての職場は、重度の機能不全家族のなかで育った十代の女性専門の入所リハビリ施設でした。その後、レイプ予防団体へと職場を変え、レイプ被害を未然に防ぐためのプログラムに関わりました。被害をくい止めるために、「危ないかもしれない」という直観を感じとる術《すべ》や、相手に対して毅然とした対応をとる方法などを教えるのが私の仕事でした。

その後、大学院に入学し、ある病院内のリハビリ施設で実習をしました。アルコールや薬物依存症の家族による暴力などの被害を受けた患者さんが多く、そういったケースでは、大抵、患者の家族は治療に協力的でないことを知りました。その経験を踏まえて、アルコール依存症の親を持つ十代前半から青少年のためのセラピーグループを立ち上げました。その後、依存症専門の入院治療施設で働くようになると、家族内連鎖の問題の重大さを、さらに実感するようになります。

このようにいろいろな職場での経験を重ねるうちに、依存症とトラウマが交わる交差点のような場所で、多くの人々が自己破壊的な生き方や病んだ人間関係から抜け出せなくなっていることがわかってきました。あらゆる依存症や嗜癖行動を含めたアディクションというものが、人から人へと、世代から世代へと受け継がれながら、うつ病、不安神経症、病んだ劣等意識などを通じて人々を苦しめているのです。

しかしながら、つい最近まで、トラウマに関する本格的な研究は進められず、トラウマ治療の専門家もほとんど存在しませんでした。従来のカウンセリング治療では、トラウマを抱えた患者は回復が難しく、そのため治療現場では、さまざまな新しい試みが行われるようになります。体験療法、行動療法、マインドフルネス、心身統合療法、視覚化療法、日記療法、アートセラピーなどの効果が明らかになりました。トラウマを持つ患者さんは、治療を受ける場に対して非常に高い安全性を求める傾向が強く、従来の治療現場では、十分な安心感を持てなかったこともわかってきました。

トラウマへの理解が深まり、その対処法が向上するに従い、依存症の治療現場にも変化が見られるようになります。ひとつの例をあげましょう。長年にわたり専門家たちは、「依存症は家族の病である」ということを家族に対して強調し続けてきました。ところが、イネイブリングを止める方法をどんなに熱心に伝えても、家族はイネイブリングを止めないのです。家族のイネイブリングが依存症者の回復を妨げている状況が延々と続くのです。その原因は、背景にあるトラウマが問題であることがわかりました。トラウマは、他人から拒絶されることや争いごとへの怖れ、病的な承認欲求を引き起こします。そんな中で、家族は、自分自身のセルフケアや、健全な境界線を引くこと、依存症者に自分の行動の責任を取らせる能力を奪われてしまっていたのです。

ここ数年来、いろいろなタイプの依存症者と接していて気づいたことがあります。多くの依存症者に共通して見られる不安神経症、うつ状態、繰り返す再発、自己破壊的な人間関係などの問題は、トラウマ経験が下地にあるということです。ですから依存症からの安定した回復のためには、トラウマの治療が必要不可欠だと思うようになりました。

それから後発的に現れてくるトラウマ症状についても理解を深めました。依存症者のいる家庭で生まれながらも、その理不尽な成育環境のなかで、問題をうまく切り抜けながら、我慢強く苦境を乗り越え、何とか無事に成長できたように見えた人が、大人になってから、突然、何の前ぶれもなく、重度の対人関係障害、情動障害、精神障害、依存症などに陥るのです。身近な依存症者から受ける慢性的なストレスが要因となって発症する後発的なトラウマ症候群です。

一九九〇年代後半から、メドウスというアリゾナ州のリハビリ施設で、トラウマの問題と依存症の両方抱えたケースを専門に、顧問の仕事を始めました。最近では、若年層のクライアントに焦点を絞るために、クラウディア・ブラック・ヤングアダルトセンターという施設で治療プログラムの総指揮をさせていただいています。そこでの患者さんたちは、一九七〇年代に私が治療に関わった少年少女たちよりも若干年齢が上ですが、問題の核心はまったく同じです。うつ病、自己嫌悪感、不安神経症、自傷行為、依存症と壮絶な戦いをしています。しかしながら、依存症とトラウマの関係性についての研究が格段に進んだ現在は、脳神経学的なデータなども踏まえながら、非常に効果的な治療プログラムを提供できるようになりました。

回復へのいざない

否認を乗り越え、痛みを覚悟で自分の過去と向き合い、見事に回復したたくさんの方々の勇気と行動力には、賞賛の念が絶えません。この本を手にしたあなたにも、ぜひ、これらの勇気ある人々の後に続いて、幸せな人生を手に入れていただきたいのです。

もし、あなたが自分の過去と向き合い、希望の持てる自由で幸せな未来に向かって、人生のストーリーを書き変えてゆこうとされるなら、そして、この本がその一助になれるのなら、私にとって、それほど光栄なことはありません。

筆者より

プライバシー保護の観点から、本書に掲載されている治療ケースのなかの個人名はすべて仮名です。

本書には、読者へ質問を投げかける部分が多々ありますので、ぜひ、専用のノートを一冊用意して、それをそばに置いて、答えを書きながら読むことをお勧めします。また、あなたの人生に特に関わりの深い情報だと思った箇所にはマーカーペンなどで印をつけておくと、後で非常に役立つでしょう。

全体にわたり、読者の方が私と二人で親密なおしゃべりをしているような気持ちになれるよう努めて執筆しました。読まれるときはぜひ、自分の息づかいなどにも意識を向け、時には深呼吸しながら、落ち着いた気持ちで、私が語りかけていることに、じっくりと耳を傾けてください。

下に示すイラストがこの本の所々に出てきます。このマーク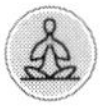は一旦そこで読み進めるのをやめて、じっくり考えてみましょう、という印です。

あなたの苦しみを誰も知らない

トラウマと依存症からのリカバリーガイド

第1章　トラウマを理解する

トラウマというと、まず、台風などの自然災害、武器を持った強盗やテロリストの被害にあうシーンなどを思い浮かべる方が多いと思います。しかし、依存症者のいる家庭では、その台風が毎日ように家のなかで猛威を振るっているのです。家庭生活のなかで、日常的にトラウマ被害が発生しているのです。

トラウマと依存症のために人生の歯車が狂ってしまった人々の例を見てゆきましょう。

三〇歳のジェイソンは、過去一〇年間、消防署で救急隊員として仕事をしてきました。仕事を始めて四年目の頃、あるビルの火災現場でジェイソンを含めた消防チームの六人全員が、延焼中のビルのなかに閉じ込められました。ジェイソンは助かりましたが、残りの隊員は全員その場で命を落とすことになりました。ジェイソンはそれまでも付き合い程度にお酒を飲んでいましたが、この出来事を境にして飲酒量が増え続け、一一カ月後には毎晩酔いつぶれるまで飲むようになってしまいました。

ジェイソンの父親は有能なビジネスマンでしたがアルコール依存症でめったに家にいませんでした。母親はジェイソンを含めた子ども三人のために家庭を維持しようと、いつも必死でがんばっていました。

三六歳のアシュレイは、しっかりと自立した独身の女性です。幅広い人付き合いはするものの親友と呼べる人や恋人はいません。彼女には電話で時々話す間柄の二人の姉妹がいます。アシュレイは銀行員として一四年間、同じ職場に勤める間に昇進を打診されたことが三度ありましたが、すべて断りました。慣れ親しんだポジションで安全に仕事を続けるほうを選んだのです。

はたから見れば、アシュレイは控えめな生き方をそれなりに楽しみながら満足しているように見えます。しかし、彼女の心の奥底に潜む変化に対する極度の怖れや些細な出来事に対する極端な警戒心を知る人はほとんどいません。誰かに誤解されているような気がしたり、非難されているような気がしたりするだけで気持ちが揺れます。仕事の終わりに帳簿がちょっとでも合わないと、とてつもない危機感を募らせてしまいます。誰かと親密な人間関係を持つことなど怖くてできないのです。物音が気になって眠りにつけなかったり、夜中に突然、怖ろしい気持ちで目が覚め、朝まで眠れなかったりします。彼女の人生においていちばん大切なことは、自分の身の安全を確保するために、まわりをすべてコントロールすることなのです。

アシュレイの母親はアルコール依存症で、処方薬も乱用していました。父親は境界性人格障害で、何の前ぶれもなく突然、激怒しては彼女や母親に暴力をふるいました。

二七歳のジェークは、小学校に入学する頃までは、製鉄所で働く父親のいる家庭で安定した生活を送っていました。ところが、父親が仕事場で大怪我をしてから、彼の人生は一変します。父親は大酒を飲むようになり鎮痛剤も乱用し始めました。仕事が長続きせず、転職するたびに引越しを余儀なくされる生活が続きます。ジェークが一二歳のある晩、父親は酒酔い運転で沿道の木に車を追突させました。その事故で、同乗していた母親は死亡し、飲酒運転ですでに逮捕歴のあった父親は刑務所に収監されました。身寄りのないジェークと彼の妹は里子に出されます。そんなジェークが初めて周囲の人間からありのままの自分を受け入れてもらえたのは一五歳の時、ホームレスのグループと生活を始めた時でした。集団への帰属感を初めて味わいました。

二〇歳の時、覚醒剤でハイになった彼は他人から借りた車を運転し排水溝に突っ込む事故を起こしました。車は横転、彼は脊髄損傷で半身不随となり一生車椅子生活を送ることになります。その後しばらくして彼は依存症治療施設に入所しました。

依存症に蝕まれた家庭で育ったジェイソン、アシュレイ、ジェーク、三人はそれぞれまったく違う人生を生きてきたように見えますが、心のなかに抱えている問題には多くの共通点があります。この三人は皆、発達性トラウマ障害（または複雑性トラウマ障害）に苦しみながら生きてきました。逃げることができない身近な人物から繰り返し虐待を受けることによって起きる障害です。

この三人の例でわかるように、家族のなかでトラウマは再生産されるのです。未解決のトラウマ障害を抱えた親は、多くの場合、自分の子どもにもトラウマを与えてしまうのです。依存症についても同じことが言えます。依存症の親を持った子どもが、後に、依存症を発症するのは非常によくあることです。

トラウマと依存症は、ペアダンスを踊る二人のダンサーのように、しっかりと絡み合い、お互いに相手を奮い立たせながら、親から子へと病を運び続けてゆくのです。由々しき光景ですが、回復することによって連鎖を断ち切ることもできます。今日では、トラウマ障害に対しても、依存症に対しても、治療法が確立しています。ひとりの人間のなかで複雑に絡み合うトラウマと依存症は、別々にしっかり治療しなければなりません。

トラウマと依存症の関係性については、後の章で、その治療法も含めながら、詳しく説明をしますが、まず、ここではトラウマについて、もう少し理解を深めてゆくことにしましょう。

トラウマとは何か？

トラウマとは、ギリシャ語で傷、ケガ、敗北を意味する言葉です。トラウマは疾患や病状の名称ではありません。感情や理性では対応しきれないほど圧倒的な、身体的または感情的痛みを伴う経験に対応して起こる心身の反応を表わす言葉です。トラウマの要因は幅広く、地震や悲惨な交通事故、猛獣に襲われるなど誰の目にも明らかなものから、身近な人やペットの突然の死、配偶者の浮気の発覚、親からの理不尽な体罰など多岐にわたります。

ではトラウマのいくつかの側面を説明しましょう。

- **身体も心も圧倒されてしまうショッキングな出来事が引き金で起こります：**身体的、精神的ショックを引き起こす尺度として、「強すぎる」、「突然すぎる」、「予測がまったくつかない」などがあげられます。
- **その出来事が、実際に危険かどうかは、あまり関係がない：**たとえば、爆竹を足元で鳴らされてもトラウマが引き起こされる場合があります。トラウマの要因となるかどうかは実際の危険度ではなく、心身の反応の度合いで決まります。
- **トラウマは出来事そのものではなく、その出来事に対する心身の反応です：**怖れ、絶望感、恐怖感、ショックなどの感情が単独、または複合して現れます。悲惨な出来事が、必ずしもトラウマにつながるとは限りません。たとえば、竜巻が来るので家の地下室に家族全員で避難して体を寄せ合っている時、その竜巻が家を吹き飛ばしていったとします。竜巻が去った後、まず家族は全員無事だったことを喜ぶでしょう。しかし、その後の一人ひとりの反応の仕方にはバラツキがあるはずです。怖い思いをしても気丈な人もいれば、精神的ショックでトラウマを引き起こす人もいます。同じ依存症の親に育てられた二人の子どもについても同じです。一人は苦境を乗り越えタフな人間に育ち、もう一人はトラウマに苦しみながら生きていく人間になることもあります。

- **トラウマ要因となる出来事では、時が経っても消えることのない明らかな痕跡（思考、感情、感覚）を心身のどこかに残します：**これは、治療を受けない限り、年月が経っても消えることはありません。竜巻の恐怖を経験した家族の例でいえば、竜巻がだんだんと近づいてくる音や、屋根が吹き飛ばされる時の音を決して忘れることができなくなるとか、電車の音を聞くたびに、竜巻の音を思い出し恐怖感を覚えるというトラウマ症状が出るのです。
- **トラウマを受けた人は、心理的な防御が破壊され、健全な安心感を持つことができなくなります：**トラウマが原因で世界観がまったく変わってしまう人もいます。その反応は、一定の条件下に限り起こるようになる場合と、一般的な条件下で起こる場合とがあります。その違いは、幼い頃に牧師から性的虐待を受けた人のトラウマ障害を例にとれば、ある人は、大人になっても教会に行くたびに不安感に襲われる、というある条件下で反応が出て、またある人は、誰かと二人きりになるといつも不安感に襲われる、という一般的反応が出るという違いです。一般的反応が最悪のレベルに達してしまうと、「世界はすべて危険な場所だ」とか、「絶対に人を信じてはいけない」とか、「世の中は絶望的な場所だ」という感覚を身につけてしまいます。
- **おおまかなルールとして、起きた出来事に対して自分のそばに、まだコントロールする余地があると感じていればトラウマにはなりません：**トラウマを引き起こすかどうかは、無力感の有無が鍵です。ひどい出来事が起きても、そのダメージを最小限に抑えたり、避けたり、遅らせたりできる余地がある場合は、おそらくトラウマに発展することはないでしょう。事後処理を手早くできる場合も心配ありません。危ないのは、悲惨な出来事が起こると事前にわかっていながら、なす術もなく、ダメージを受け続けてしまう場合です。虐待的な親に理由もなく叩かれる六歳児や、レンガが上から落ちてきて自分にぶつかる寸前に気づく状況などを思い浮かべていただけたらよいかと思います。

- **コントロールできると感じるか、まったく無力と感じるかは、当人の問題というケースもあります：** 竜巻に家を吹き飛ばされてしまった一家の例でいえば、「我々にできることは何もなかった。我々は完全に無力だった」と考えることは間違いではありません。しかし、「家族全員で地下室に避難しようと思いついたのは神の御加護があったからだ。おかげで全員、無事だった」と考えることも可能です。無力感に浸り続けるか、前向きな可能性に向かっていけるかは当人次第なのです。
- **悲惨な出来事でトラウマを受けてしまった直後は、他人からの援助が大きな意味を持ちます：** トラウマを起こすような悲惨な経験をしたときに、誰かに助けを求めるのは、人間として自然な行為です。そのときに、誰かが共感や思いやりを持って援助してくれたなら、それは当事者の回復にとって大きな力となるでしょう。しかし、誰も手を差し伸べず、無視されたり、責められたり、真剣に取り合ってもらえなかったりしたら、当事者の受けるダメージはさらに大きなものとなります。誰かの助けが必要なのに、助けを求める行為自体に怖れや嫌悪感を抱いている場合には、二次的なトラウマを引き起こす事態にもなります。
- **予期せぬ出来事は、トラウマを引き起こします：** 曲がり角の向こうから突然飛び出てきた車にぶつけられたり、暗がりからいきなり銃を突きつけられて財布を奪われたり、ベランダにいたら突然床が崩れ落ちたりするケースなどが該当します。

- **起こることがわかっていても止めることができない虐待が繰り返される環境はトラウマを生み出します：**依存症の親がいる機能不全家族のなかで育つ子どものように、逆らうことができない相手からのダメージを受け続ける場合です。ジェイソン、アシュレイ、ジェークは三人とも、このケースに当てはまります。強い精神的な痛みをともなう虐待が親によって繰り返され、起こることがわかっていても止めることは不可能でした。心の傷は時間とともに、ゆっくりとトラウマ障害に発展し、本人の手に負えない状態になりました。
- **トラウマは人間関係のなかで発生します：**信頼している人物や、愛情を感じている誰かから、予期せぬことをされたり、虐待を繰り返されたりする場合です。
- **虐待的な人間関係が後の人生に及ぼすダメージは、被害者の年齢が若いほど大きくなります：**これは、単に、子どもは傷つきやすいからだけでなく、成長過程におけるトラウマが何らかの発達不全を起こさせるからとも考えられています。
- **集団的に受けたトラウマ被害が、世代を超えて引き継がれてゆく場合もあります：**奴隷として売り渡されたアフリカ人、ナチスの収容所に送られたユダヤ人、殺戮を繰り返されたあげく、居留地に移住させられたアメリカ先住民など歴史のなかで集団的に被害を受けてきた人々が該当します。ハリケーン・カトリーナの被害にあったニューオリンズや東日本大震災で津波の被害にあった福島県など、生き残った人々に深刻な集団的トラウマが残るケースもあります。そのダメージは、人から人へ、親から子へと時空を超えて広がり続けます。
- **トラウマ被害は決して珍しいものではなく、多くの人々に日常的に起きています：**トラウマは、体力の弱った人だけが罹る疾患とは違います。年齢、性別、情緒的成熟度、健康状態などに関係なく、どんな人でもトラウマの被害を受ける可能性があります。実際、すべての人が何らかのトラウマを抱えていると考えるほうが正しいと思います。ほとんどの場合、実生活には影響を及ぼさない小さなトラウマです。しかし、人生を狂わすような重大なトラウマを抱えている人々が少なからず存在することも事実です。

- **甚大なトラウマ被害を受けたからといって、被害者全員に慢性的なトラウマ障害が現れ、生活が立ちゆかなくなるとは限りません**：トラウマ障害の現れ方には個人差があります。トラウマの影響がまったく表に出ずに淡々と回復する人もいれば、そうでない人もいます。トラウマの種類によっても個人の反応の仕方には大きな違いがあります。ジェイソン、アシュレイ、ジェークの例をみて、トラウマ被害の悲惨さを比べたり、各自のトラウマに対する反発力を推し量ったりしても意味はありません。同じトラウマ被害にあっても、その反応は人によってまったく違います。私たちの多くは何らかのトラウマを抱えながらも普通に生きています。しかし、放っておいたトラウマによって生きづらい人生を送っている人々もいるのです。そういった方々は、ぜひ、そのトラウマを癒す治療を受け、幸福感に満ちた穏やかな心と、豊かな人間関係を取り戻してほしいと願っています。

大きなトラウマと小さなトラウマ

トラウマ治療の分野では、トラウマを、「大きなトラウマ」と「小さなトラウマ」の二つに分類します。「大きなトラウマ」は一時的で誰の目にも明らかなタイプのもの、「小さなトラウマ」は慢性的で他人にはわかりづらいタイプのものです。この分類法に異議を唱える方はほとんどいませんが、「小さなトラウマだから、たいしたことはない」とは考えないでください。トラウマの重大性は、あくまでも当事者の感じ方次第なのです。

「大きなトラウマ」は誰の目にも明らかな大きな出来事です。大きな列車事故のように瞬間的なものから、敵国の占領下に置かれるなど恒常的な状態までいろいろあります。例をいくつかあげてみましょう。

- 戦争、他国からの侵攻・攻撃、暴力的な革命、テロ攻撃
- 自然災害（洪水、火災、台風、土砂崩れ、地震など）
- レイプ
- 性的虐待、身体的虐待
- 家庭内暴力
- 乗り物事故（車、列車、飛行機など）
- 犯罪の被害にあう
- 拉致される
- 重大なケガや病気
- 人種差別的な攻撃
- 暴力が起きている現場を目撃する
- ネグレクト（特に子どもや老人）
- 身近な人の予期せぬ死

• 強制的移住、難民状態、収容所生活など

「小さなトラウマ」は、あまりはっきりとはわからない出来事や状態ですが、「大きなトラウマ」よりも頻繁に起きているのが特徴です。よくあることとして片づけられてしまい、その影響に気がつかない場合も多くあります。例をいくつかあげてみましょう。

• 自分にとって大事なことに失敗する
• 喪失感（友達を失くす、大事にしていた物を失くす、昇進の機会を逃すなど）
• ストレスの多い職場や学校
• 他人から拒否・拒絶される
• いじめ
• 恥をかかされる、品位を落とされる
• 怒鳴られる
• 無視される、侮辱される、軽くあしらわれる
• 裏切られる
• 信頼する人物から支配を受ける、あやつられる（特に権威のある人物）
• パートナーや親の浮気が発覚する
• パートナーや親から、整合性がなく、矛盾の多い対応を受ける
• パートナーや親による共感の欠如

- 無理な期待をされる
- 憎しみ合った末の離婚
- スピリチュアルな境界線を侵される（宗教団体のなかで信仰心を逆手にとられたコントロールや支配を受けたり、行きたくもない宗教的な研修に強制的に参加させられたりするなど）
- 纏綿《てんめん》状態（相手とのからみ合った関係のなかで、自分の考え、感情、希望を持つことが許されていない状態）

小さな出来事でも、それが長い時間をかけて、繰り返し起きれば、トラウマを発症する危険性は十分にあります。つまり、右のリストにあげた事柄が、数回起きたからといって、必ずしもトラウマを発症するわけではありませんが、長い間、繰り返し起きることによって、蓄積性トラウマと呼ぶ状態が起きます。ある出来事が、「大きなトラウマ」か「小さなトラウマ」か、それは本人次第なのです。

「小さなトラウマ」経験を持たない人はいないでしょう。大概の人は「大きなトラウマ」経験も、いくつか持っているはずです。日常的に意識することはなくても、トラウマというものが、どんなに身近なものか理解していただけたことでしょう。

あなたのなかにあるトラウマ

ここで、あなた自身の人生を振り返る時間を取っていただきたいと思います。トラウマとなっている過去の出来事がないかチェックするのです。この本とノートとペンを持って、ひとりで静かに過ごせる場所に移動してください。

気持ちが落ち着いたら、三〇分ほどかけて、前述した「大きなトラウマ」と「小さなトラウマ」のリストをゆっくりと読みなおしてください。リストに当てはまる経験があなたにもあったなら、それをノートに書き出してゆきましょう。昔のことでも、今起きていることでも構いません。

書き終えたら、そのリストをゆっくりとひとつずつ見てゆきましょう。ひとつ見るごとに、少し時間を取って、その出来事を思い出しながら、あなたの身体の反応に意識を向けてください。身体のどこかが強張ったり、萎縮したり、ある光景が鮮明に蘇ってくるようであれば、その出来事は、おそらく、あなたの抱えているトラウマのひとつと数えてよいでしょう。

このエクササイズは、あなたのトラウマを見つけ出すだけではなく、そのトラウマをあなたの身体が、今まで、どんなふうに抱えてきたかを感じるためのものです。

トラウマと喪失感

トラウマの要因となる経験は多くの場合、喪失感を伴います。何に対する喪失感なのか、失くしてしまったものの例をあげてみましょう。

- **信頼**：特定の人物や集団からの信頼、または世間からの信頼かもしれません。
- **人間関係**：特定の人物や集団との距離が大きく空いてしまったり、まわりのすべての人間が遠い存在になってしまったりするような感覚です。誰とも親近感を感じることができなくなります。
- **無垢な気持ち（無邪気さ）**：この世界は驚きや希望や信頼に満ちた素晴らしい場所だと考えていたのに、トラウマによって、冷徹な苦しみに満ちた現実しか見えなくなってしまう状態です。
- **現実感や真実味**：何を信じたらいいのか、誰を信じたらいいのかまったくわからない状態です。
- **安心感**：いつも何かに脅かされているように感じ、警戒心を解くことができない状態です。
- **自意識**：自意識が乏しくなり、自分は誰なのか、自分にとって大切な物は何なのかわからなくなってしまう状態です。
- **境界線**：自分を過剰に防御したり、他人に対して過剰に反応したりします。
- **時間や場所の感覚**：曜日を思い出せなかったり、自分のいる場所がどこなのかわからなくなったりします。意識が身体から離れてしまっているように感じることもあります。
- **コントロールする力の喪失（無力感）**：まわりの物事すべてに対して、自分が無力になったように感じます。

- **ハイヤーパワーとのつながり：**宇宙にあふれる善の意識や、神の慈悲、自分を超えたより確かなものの力への信頼感を失くしてしまいます。
- **スピリチュアルな伝統や集団とのつながり：**生きる意味や安堵感を与えてくれていた人々や集団、その活動への信頼感を失ってしまいます。
- **心を落ち着けたり、リラックスしたりする能力：**緊張感や不安感、恐怖感がおさまることがありません。
- **自分自身でいることに安心感を持つ能力：**ありのままの自分でいること、ありのままに生きることが、つらく危険なことだと感じるようになります。

トラウマ経験を持つ人は、非常にネガティブな、強い思い込みを持ってしまうことがあります。はっきりとした言葉で口に出したりはしませんが、自分の奥深くから湧き出てくる感覚的メッセージで、自分や世界に関する強い信条をあらわしています。いくつかの例をあげましょう。

- 私の人生は決してよくなることはない。
- 誰も信じてはいけない。
- 世界は危険な場所で、自分を守り通すことはできない。
- 私には選ぶべき道はない。私にはつらい道を歩くこと以外、選択肢はない。
- 私は無力だ。

- 八方塞がりだ。
- すべて私が悪かったのだ。
- 私の人生は完全に失敗で、もう立ちなおる見込みはない。
- 私のことを好きになってくれる人なんているはずがない。
- 自分はどんな価値あるモノにも値しない存在だ。これからの私の人生に、よいことなんて起こるはずがない。
- 私は生まれつき弱虫なのだ。
- 私の存在など取るに足りないものだ。私なんか、いてもいなくても同じだ。

ここで、ちょっと、ひと息つきましょう。右に書かれているネガティブなメッセージを読みなおしてみてください。ひとつ読むたびに、数秒間、そのメッセージを吟味しながら、あなたの身体の反応に意識を向けましょう。自分にも当てはまるものがありますか？　もしあれば、そのメッセージをノートに書き留めてください。

トラウマ症状に影響を及ぼす要因

前述したように、トラウマ症状は予期せぬかたちで現れます。どんな経験がその人にとってトラウマを引き起こすことになるのかを的確に知る方法はありません。トラウマ症状の度合いや、将来どのタイプの反応が出てくるか正確に予測するのは不可能です。これは天気予報と似ています。今日の天気を調べれば、明日の天気はかなり正確に予測できますが、台風が発生した時に、その降水量や進路を将来にわたって正確に予測するのは困難です。トラウマ専門カウンセラーも気象予報士のように、クライアントの過去を吟味し、将来を予測します。トラウマを引き起こす要因の有無や、その度合いを調べ、将来トラウマ障害が起こる可能性があるかどうか、どのような症状が、どのくらいの期間続くのか、できるかぎり検討します。では、トラウマの予測に必要な要因とその具体例を見てゆきましょう。

- **ストレスの蓄積**：出張が多く、責任の重い仕事のプレッシャーに耐えながら、家族と滅多に会えない生活を送っているビジネスマンのもとに、突然、母親がアルツハイマー型認知症の診断を受けたという知らせが届きます。
- **精神疾患**：あなたは、数年来うつ病に苦しんでいます。父親も、あなたと同じ年齢の頃そうでした。ある日、高速道路上の凍結路面で大規模な玉突き事故に巻き込まれ、何人もの人が死ぬところを目撃してしまいます。
- **経済的不安**：やりがいがあり、給料もよい仕事を失ったあなたは、今、二つの仕事をかけ持ちしながら細々と暮らしています。そこに、突然の洪水被害で持ち家を失ってしまいます。
- **悲観的な将来の展望**：父子家庭において極端に厳格な父親に育てられ、いつも生きづらさを感じてきたあなたが、なぜか極端に厳格な男性と結婚してしまいます。
- **現状を克服しようという気持ちがなくなる**：いつも自信が持てないあなたは、思いやりのない上司の下で、安い給料でこき使われてきました。ある日、その上司は、職員全員の前で、「あなたのせいで仕事が遅れているので、来月は全員に毎日一二時間働いてもらう」と言いました。あなたは心が凍りつき、感情が麻痺してしまいます。

- **衝撃度の違い**：あなたの家の裏の林が山火事で燃えています。突然風向きが変わり、火の手はあなたの家のほうに、ものすごい勢いで向かってきました。命からがら逃げだしたあなたは、あなたの家や隣の家々が焼け落ちていく様を茫然と見ています。数時間後、隣人の女性が仕事から戻り、全焼してしまった自分の家を目の当たりにします。その時にはすでに消火作業は終わり、消防隊員たちの姿も見えません。家を失うという体験は同じですが、自宅が全焼した後に帰ってきた女性と、自宅が燃えてゆく様子を茫然と見ていたあなたとでは、衝撃度が違います。
- **出来事の原因**：階段を転げ落ちるという経験は、大変な身体的痛みと精神的ショックを伴うので、誰にとってもトラウマを引き起こす出来事となります。もしそれが見知らぬ人に背中を押されて起きたのなら、当然「大きなトラウマ」になるでしょう。さらに、見知らぬ人ではなく、まさかそんなことをするはずがないと信じている人（パートナーや親など）の裏切り行為であれば、衝撃度はもっと強く、深刻なトラウマ障害を引き起こします。
- **不意打ち度（サプライズ・ファクター）**：唸り声をあげている犬に咬まれるのと、自分の愛犬に突然咬まれるのとでは、トラウマの度合いが違います。あなたのそばで仰向けに寝転んでいる、普段から大人しい愛犬のラブラドール・レトリバーのお腹をさすってあげている最中に、突然咬まれるのを想像してみましょう。起きるはずのないことが不意に起きた時、あなたは驚き、混乱し、冷静な判断力と行動力を失います。咬んだ犬に対抗して自分を守ることなどできなくなってしまいます。これに対して、起こるとわかっていながら避けられないことが慢性的に繰り返されるようなケースでは、この要因は、あまり重視されません。

以上、いくつかの例をあげてきましたが、次の三つは、判断基準となる要因のなかでもっとも重要なものです。

1　**ほかにもトラウマを抱えているかどうか：**トラウマを二つ以上抱えると、それらは影響し合い、より複雑な状況を作り出します。同じ機能不全家庭で育った二人の子どものうち、一人が学校でも大変ないじめにあっていたとすれば、この二人の子どもの示すトラウマ症状は、まったく違ったものになる可能性があります。または、台風による危険な暴風雨のために避難所で夜を過ごしている人々がいたとしましょう。同じ恐怖を味わっていても、普段から家庭内暴力の被害にあっている人は、そうでない人より、台風がトラウマ要因となる可能性が高くなります。もうひとつの例は、戦場で悲惨な経験をして戻ってきた帰還兵士です。彼らの多くはＰＴＳＤを発症しますが、以前に、別のトラウマを抱えている兵士は、そうでない兵士より、回復に時間がかかります。

2　**回復へのサポートがどれだけ得られるか：**何か大変なことが起きたとき、家族、友人、地域のコミュニティなどによる支援は、そのダメージを和らげ、トラウマに発展するのを防ぐ効果があります。実は、この「人々によるサポート」は、ストレス障害やトラウマ障害を防ぐ、もっとも効果的な手段のひとつなのです。誰かが亡くなると、その人の家に親戚や知人が集まります。教会の集まりでは、病気の信者のために、全員でその仲間の回復を願う祈りを捧げます。何か大変なことが起きたとき、人間は本能的に集まるという行動を取るのです。

3　トラウマを受けた年齢：子どもの頃に起きた出来事はトラウマに発展する可能性が高いです。心身ともに発達途上にあり、自分や他人、世の中について学習しながら人格を形成している段階にある時にトラウマを抱えると、それは、後の人生に深刻で、長期にわたる悪影響を及ぼします。

上記のことと矛盾するように感じるかもしれませんが、年齢の低い子どもの場合、事の重大さを十分に把握するだけの理解力がないため、ひどい出来事を経験しても、それほど深刻な心の傷を負うことなく成長できることが多いのも事実です。大変な出来事が起きると、子どもは、親や信頼できる大人に助けを求めてすがりつきます。落ち着いた健全な大人が自分を守り、なぐさめることによって、子どもへのダメージは最小限に抑えることができるのです。サンディフック小学校での乱射事件が起きた時［監訳者注］、校内にいた教師らは取り乱さず、責任ある態度で、子どもたちの命を守るために毅然とした行動をとり続けました。心が落ち着く歌を皆で歌うことによって、子どもたちの気持ちを和らげた教師もいました。

［監訳者注］二〇一二年、アメリカ合衆国コネチカット州ニュータウンのサンディフック小学校で発生した銃乱射事件。六歳から七歳の子ども二〇人と女性職員六人が射殺された。

成長期におけるトラウマ対策

子どもとのコミュニケーションは、タッチ（触れること）が基本です。親子の間で愛情のこもったタッチが交わされると、心は豊かになり、穏やかな気持ちと安心感が生まれます。私たちは、日頃からこのスキンシップの効果を身体で感じています。この効果は生物学的にも証明されています。親が子どもにやさしくタッチすると、親と子どもの両方の体内で、オキシトシンとセロトニンいうホルモンが分泌されます。愛情ホルモンとも呼ばれるオキシトシンは、副腎皮質ホルモンを抑制することによってストレスを和らげ、親近感や安心感を高める効果があります。セロトニンは、身体がつくる天然の抗うつ剤とも呼ばれ、気持ちを明るく穏やかにする効果があります。健全な成長の過程で、これらのホルモンは大切な役割を果たします。

また、私たちの体内では、ストレスホルモンと呼ばれる物質も生成されます。体が痛いとき、危険なとき、ストレスを感じるときに分泌され、私たちを不快な気持ちにさせるホルモンです。子どもにとってストレスの三大要因は、タッチの不足、かまってもらえないこと、不十分なケアです。ストレスホルモンのなかでもっともよく知られているものは、副腎皮質ホルモン（コルチゾル）でしょう。人はストレスを感じると、このホルモンが脳内にあふれます。乳児期に脳内コルチゾルの量が高いと、脳神経組織の発達が阻害されます。生後三カ月の乳児の研究では、十分に抱っこされ、あやしてもらっている乳児は、そうでない乳児よりも脳内コルチゾルのレベルが低いことがわかりました。そして、この脳内コルチゾルの差は実験が終わった後も長期間続きました。成長期に受けたストレスの量に応じて、人間は脳内に特有のストレス反応を形成します。それは生涯にわたって、その人の記憶力、注意力、情緒に強い影響を及ぼします。幼い頃に受けたトラウマが、後の人生に長期にわたり大きな影響を与えるのはこのためです。

養育時ケアには、まだほかにも大切な側面があります。十分なケアを受けずに育った子どもは、トラウマを抱えやすくなります。子どもの脳は未発達ですから、日々のプレッシャーやストレスに対して十分に対応できません。大人からのサポートがあって初めて子どもは、プレッシャーやストレスを乗り越えられるのです。乳児は養育者に抱っこされたり、ゆすってもらったりすることにより、安定した感情や安心感を持つようになります。やさしい言葉をたくさんかけてもらうことにより、「誰かが自分をちゃんとケアしてくれる。だから自分は安心してよいのだ」というメッセージが大脳新皮質に刻み込まれます。このメッセージをしっかりと受け取っている子は、痛みや不快感を感じても、すぐに立ちなおります。痛い思いをしても、すぐに遊び心を取り戻します。怖い思いをしても、好奇心を失いません。怒りを前向きなエネルギーに変えることができます。何か恥ずかしい思いをしても、跳ね返して自信に変えてゆきます。

十分なケアやタッチを受けていない子どもは、メンタルが弱く、体調がすぐれないので、痛みや不快感を引きずるようになり、トラウマを形成しやすくなります。日常的に些細なストレスを溜めこむので、蓄積性トラウマを発症しやすいのです。

このような事態を避けるには、安心感が増すような経験をできるだけたくさん子どもに与え、メンタルの強い、打たれ強い人格形成が必要です。安心感が増すような経験の具体例を以下に示します。

- 愛情を持って養育してくれる健全な大人が最低でも一人は身近にいること。必ずしも親である必要はありません。
- 帰属感の持てる場所があること（自宅、学校、近隣のコミュニティ、宗教的集まり、野球チーム、ガールスカウト、祖父母や親戚の家など）。

- 家以外に安全で気軽に楽しめる健全な活動の場があること（チェスクラブ、音楽バンド、執筆サークルなど）。
- 達成感や上達する喜びを感じられるような活動や場所が最低ひとつは生活のなかにあること（料理、絵画、ダンス、野球、ウェブデザインなど）。
- 将来に目標を持ち、人生の意味が感じられること。
- 将来に少しでも希望が持てること。

生物学的見地からみたトラウマ

自分では緊急事態と感じていても、客観的に見れば、それほど危険な状態ではないことはよくあります。私たちは、このことを頭では理解できますが、身体はそれを理解しません。まったく危険性はないが、得体の知れない奇妙な音を突然聞かされたとします。その時、あなたの脳の扁桃体という部位は、本当の危険が迫っている時と同じように警戒信号を発するので、体中が警戒態勢に入ってしまいます。あなたの身体は緊張し、瞳孔は拡大し、脈拍は早くなり、血圧は上がり、呼吸が浅くなります。たくさんの化学物質が分泌され、あなたの身体は、安全な場所へ逃げるか、ここに留まり戦うか、どちらかの選択を迫られます。どちらも選べない状況にある時には、固まって身動きの取れない「フリーズ」という状態になります。フリーズ反応は状況によって異なり、その場で立ったまま動けなくなるときもあれば、ベッドに潜り込んでふさぎこんでしまうときもあります。感情的に完全な麻痺状態に陥る場合もあります。これは決して病的な状態ではありません。被害を最小限にくい止めるために、あなたの体が取る反射的な行動です。人間の体は、こうなるようにできているのです。

フリーズ反応は、いろいろな状況で優れたサバイバル効果を発揮します。たとえばあなたが一〇歳の子どもだったとします。そして、かんしゃくを起こした父親が、怒りでゆがんだ顔をあなたの目の前に近づけながら、「お前は、役立たずの大馬鹿野郎だ」と怒鳴り散らしています。そんな状況のときは、戦闘モードに入るのも、逃げようとするのも、適切な対応とは言えません。この状況ではフリーズ反応で「動けなくなっている」のが最善策です。「クマに襲われたときは、うつぶせになり、じっとしていなさい」というアドバイスは、そういう意味でも理にかなっています。危害を加えられることなく、すきを見てその場から逃げるためには、じっとしているのがいちばんです。

この反応の仕組みは人間だけのものではありません。ネズミから犬に至るまで、たくさんの動物が私たちと同じ脳神経回路を持ち、「戦うか逃げるかフリーズか」という危険回避の反応を共有しています。

＊

トラウマ的な衝撃が人間の脳に与える影響を、よりよく理解するために、脳科学の基本に触れておくのもよいでしょう。脳という器官は、それぞれ別の働きを持つ三つの組織が合わさってできています。その三つの組織を一つずつ解説してゆきましょう。

まずは、脳の一番下にあり脊髄と直接つながっている領域が、爬虫類脳やトカゲ脳、R－コンプレックスなどいろいろな名称で呼ばれる組織です。「R」はレプタイル（爬虫類）の頭文字を取ったものです。進化の歴史上、爬虫類以降のすべての動物が持ち、原始的な生存機能をつかさどる組織であるところから、この名前が付けられました。この組織の役割を一言でいえばサバイバルです。反射的行動、平衡感覚、心臓の収縮、消化機能など、生命維持に関わる基本的な体の働きを制御しています。

次に、爬虫類脳のすぐ上にある組織が大脳辺縁系で、哺乳類脳や中脳などと呼ばれます。私たち人間を含め、ネズミからゴリラまで、すべての哺乳類の脳に備わっている部位で、感情機能と学習機能を制御しています。大脳辺縁系は、感覚器官から流れ込むすべての情報を、二つの側面から瞬時に判断します。一つは、安全か危険かという判断、もう一つは、快楽を与えるものか、それとも痛みや不快感を与えるものかという判断で、痛みや危険を回避し、身の安全と快楽を追及するのが仕事です。

大脳辺縁系には考える力がなく、思考力はゼロです。時間の感覚も持ち合わせておらず、過去も未来もありません。過去の思い出、未来への希望、将来への不安などの情報は、すべて同じ引き出しに入っていて区別がつかないのです。さらに大脳辺縁系は、扁桃体、視床、視床下部、海馬という四つの領域に分かれています。

扁桃体は、感覚器官から入ってくるすべての情報に対して、潜在的危険性はないかチェックします。空港における保安検査場のような役目です。たとえば、あなたがスープの入ったスープ皿を手に取ったとしましょう。扁桃体はすぐに、その情報に危険性はないかチェックします。特に問題がなければ、その情報を大脳皮質のほうへ送り出します。ところが、スープ皿を持ち上げた途端、ゴキブリがスープのなかから這い出てきたら、どうでしょう？　その場合、扁桃体は警戒シグナルをすぐさま視床に発信します。

視床は交換機のような役割を持った器官で、扁桃体から受け取った警戒シグナルを爬虫類脳へ転送することによって、認識した危険を瞬時に回避することを可能にします。状況に応じて、「戦うか逃げるかフリーズか」の行動を反射的に身体に命令するのです。あなたが、ゴキブリに気づいてから、スープ皿を放り出すまで、おそらく一秒かからないでしょう。この時点でゴキブリの情報は、まだ脳の思考判断をする領域にすら達してないので、あなたはなぜスープ皿を放り出したのか自分でもわかっていないはずです。

この経験を、あなたの意識は次のように認識しています。トマトスープ……美味しそうだなぁ……何かトッピングをのせようか……あっ、何が起きているんだ！……なぜ私の手は勝手にスープ皿を放り出したんだろう……あ～落ちてしまった……げっ！　ゴキブリが入ってた！

サバイバルという観点から見れば、スープのなかにゴキブリを見つけたときのこの行動は、まったく正しい反応です。砂漠を歩いていて、突然ガラガラヘビが出てきたら、その姿や音で「これはガラガラヘビだ」と意識する前に、まず反射的にジャンプして離れようとするでしょう。そうすることによって死なずに済むのです。

ある女性が夜遅く街を歩いていると、見知らぬ男の影が後ろから近づいてくるのに気づきました。しかし、気づいた途端に男は女性に襲いかかり、裏路地へ引きずり込みレイプしようとします。幸運にも、彼女は何とか男を振り切って無事に逃げることができました。数年後のある日、自宅の居間でテレビを見ていた女性は、窓の外に誰かの影が見えるのに気づきます。考える間もなく、女性はソファから反射的に飛び起き、寝室へ駆け込みドアに鍵をかけます。数秒後、冷静になって考えなおしてみると、それは庭に転がり込んでしまったバスケットボールを拾いに来た近所の子どもだったと気づきます。自分の勘違いを自嘲気味に笑い安心して居間に戻りますが、彼女の身体の震えは止まりません。この場面では、爬虫類脳と大脳辺縁系が彼女にこの逃避行動をとらせたのです。

大脳辺縁系と爬虫類脳は時間の感覚を持っていないことを思い出してください。すべては「今」なのです。

重大なトラウマを抱えた人が、過去を引きずっているように見えてしまうのはこのためです。大脳辺縁系は、一五年前に起きたことと、今起きていることの区別をつけることができないのです。

大脳辺縁系は、私たちの日々の感情や気分を制御するセンターです。そして、その役割の最優先課題はサバイバルです。危険を感じたら、それが勘違いや気のせいであっても、大脳辺縁系は理性的判断や思考回路を飛び越えて、爬虫類脳に直接指示を出します。言い換えれば、命を守るために、一時的に、身体全体を乗っ取ってしまうのです。

大脳辺縁系の機能は、四～五歳になるまで完成しないと言われています。未熟で不完全な大脳辺縁系を持つ子どもは、物事の理解が稚拙になり、感情の制御ができないため、何でもないことをとても怖がり、些細なことで異常に興奮します。ですから子どもには、興奮をなだめ、怖れを取り除いてくれる大人の存在が必要なのです。

大脳辺縁系の真上を包むように覆っている領域が思考脳です。脳の大きな部分を占め、人間の思考をつかさどっています。部位によって、大脳、大脳新皮質、前頭前皮質、皮質、認識脳、高次脳などいろいろな呼び方があります。分析、整理、計画、予測、創造、論理的思考、理解といった役割をこなす領域です。物事が起きたときに、人の意見を聞き、判断を保留し、共感を覚え、仲裁に入り、交渉し、後に物語として語ることができるのも思考脳のおかげです。

大脳新皮質は衝動を抑える役割も果たしています。上司に向かって「あんたは嫌な奴だ！」と言いたい衝動に駆られても、その結果として起こることを予測し、ぐっとこらえることができるのは大脳新皮質のおかげです。大脳新皮質は二〇代半ばまで成長し続けます。一〇代の青少年が衝動的で分別がないのは、大脳新皮質が未熟だからです。健全な大人の指導や援助が大切な意味を持つ時期なのです。

トラウマを引き起こすような出来事が起きると、大脳辺縁系と爬虫類脳がその対応をすべて引き受けます。思考をつかさどる大脳新皮質は、まったく関わらせてもらえないのです。ここが一般の人にはわかりにくいようですが、サバイバルという観点から見れば当然のことです。虎に襲われそうな時には、すぐさま逃げるか、攻撃で対抗するか、死んだふりをするかしかないのです。あれこれ考えている余裕はないのです。

トラウマ障害の治療は、このことを念頭において行わなければなりません。トラウマの形成に大脳新皮質は関わっていないのですから、論理的解説や認知機能テストなど、従来のカウンセリング方法だけでは回復しません。「考える脳」を、いじくりまわしても無駄なのです。

仮に、あなたが崖から落ちて、背中を強く打つ経験をして、それがトラウマになったとします。この経験をトラウマとして記憶したのは、あなたの大脳辺縁系と爬虫類脳です。実際のところ、崖の高さは一メートルほどで、怖い思いはしたけれど、特にケガはしなかったので、あなたの大脳新皮質は、この出来事を五分もたたずに忘れてしまうでしょう。しかし、大脳辺縁系と爬虫類脳は忘れません。あなたの感じた痛みと恐怖感は、まぎれもないトラウマとして、今も存在し続けています。「一メートルぐらい落ちただけだ。すぐに起き上がれたし、実際、たいしたことなかったじゃないか」と、自分自身に言い聞かせてみてもだめなのです。トラウマを癒すには「考える脳」以外の領域に働きかけなくてはならないのです。

トラウマと神経系

繰り返されるストレスに悩まされているのは子どもだけではありません。ストレスは、この世に生きるすべての人の生活の一部になってしまいました。過重労働、家庭サービス、騒音、遠距離通勤、迷惑な親戚、ボリュームをわきまえない音楽、テロ攻撃の報道にあふれたニュース番組、セールス電話など、例をあげればきりがありません。

これらのストレスから身を守るためにできる最善の方法は、神経系の安定した状態を保つことです。つまり、争い、痛み、不快感と向き合いながらも、自分をなだめ、落ち着くことができるようになることです。たとえば、スマホを見ながら歩いている女性と歩道でぶつかりそうになったあなたは、その女性を怒鳴りつけてやりたい気持ちに駆られます。もし、あなたの神経系が安定していれば、その女性の肩にやさしく手を置いて、「前を見ずに歩いていると危ないですよ。誰かにケガでもさせたら大変です」と自分の気持ちを穏やかに伝えることができるでしょう。神経系の安定している人は、朝ベッドから出たくなくても、ちゃんと起きて、仕事に出かけることができるのです。

健全な神経系を持っている人の感情や体調は、ほとんどの場合、良すぎることも、悪すぎることもなく、一定の範囲内に収まっています。ストレスがかかったり、危険だったり、エキサイトしたときにだけ、感情が高ぶったり、体調が悪くなったりします。

神経系が安定している人の、もうひとつの特徴は、幸福感です。つらいことや問題を抱えているときでさえ、人生への満足感を持ち続けることができるのです（図1）。

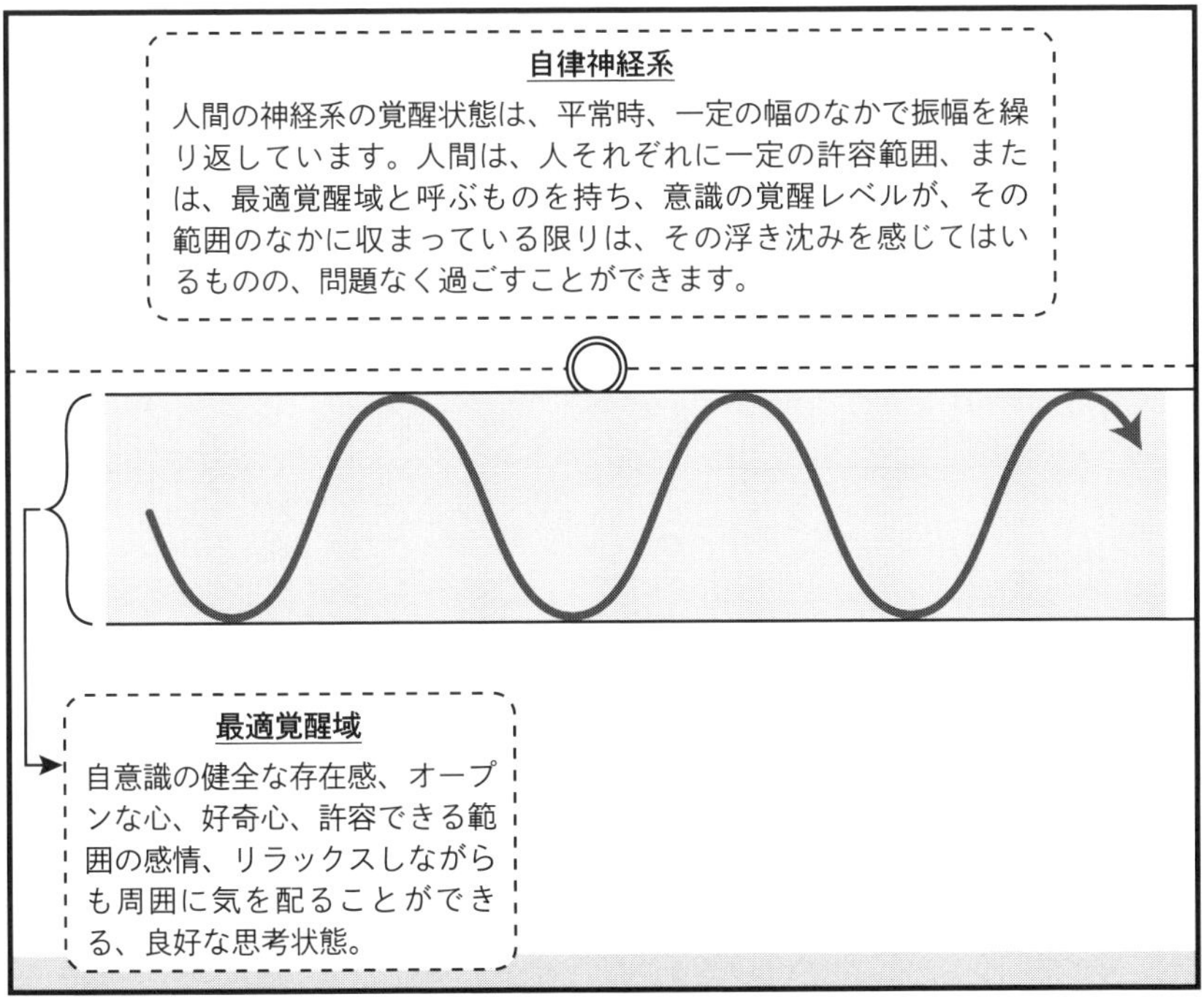
自律神経系
人間の神経系の覚醒状態は、平常時、一定の幅のなかで振幅を繰り返しています。人間は、人それぞれに一定の許容範囲、または、最適覚醒域と呼ぶものを持ち、意識の覚醒レベルが、その範囲のなかに収まっている限りは、その浮き沈みを感じてはいるものの、問題なく過ごすことができます。
最適覚醒域
自意識の健全な存在感、オープンな心、好奇心、許容できる範囲の感情、リラックスしながらも周囲に気を配ることができる、良好な思考状態。

図1　最適覚醒域と自律神経系

トラウマを抱えた人の神経系は、あまりよい状態にはありません。ほどよい範囲に収まらず、活発になりすぎたり、不活発になったりします。感情的にも安定せず、すぐに、興奮したり、動揺したり、不安になったり、疲れてやる気をなくしたり、落ち込んだりします。また、トラウマのある人は、「戦うか逃げるかフリーズか」の状態に陥りやすい傾向があります。神経系が不安定な人には、不安神経症、パニック障害、多動性障害、睡眠障害、易怒性、慢性の疲労など、さまざまな症状が現れます。

自律神経系の過剰または不活発な状態は、長期化する場合が多く、臨床現場では、慢性神経症と診断されます。トラウマを抱えたまま放置している人々の多くが、残念ながらそこにたどりついてしまいます（図2）。後の章で詳しく述べますが、トラウマを抱えたままの人は、そこから来る心の痛みや生きづらさを、いろいろな手段でごまかそうとします。それらは、薬物、アルコール、買い物、ギャンブル、仕事、セックス、オンラインゲーム、ポルノビデオ・ＤＶＤなど、依存症や嗜癖に発展する可能性の高いものばかりです。

トラウマは誰にでも起こります。しかし、それに耐え忍びながら、一生抱え続ける必要はありません。トラウマを治療し癒すことはできるのです。

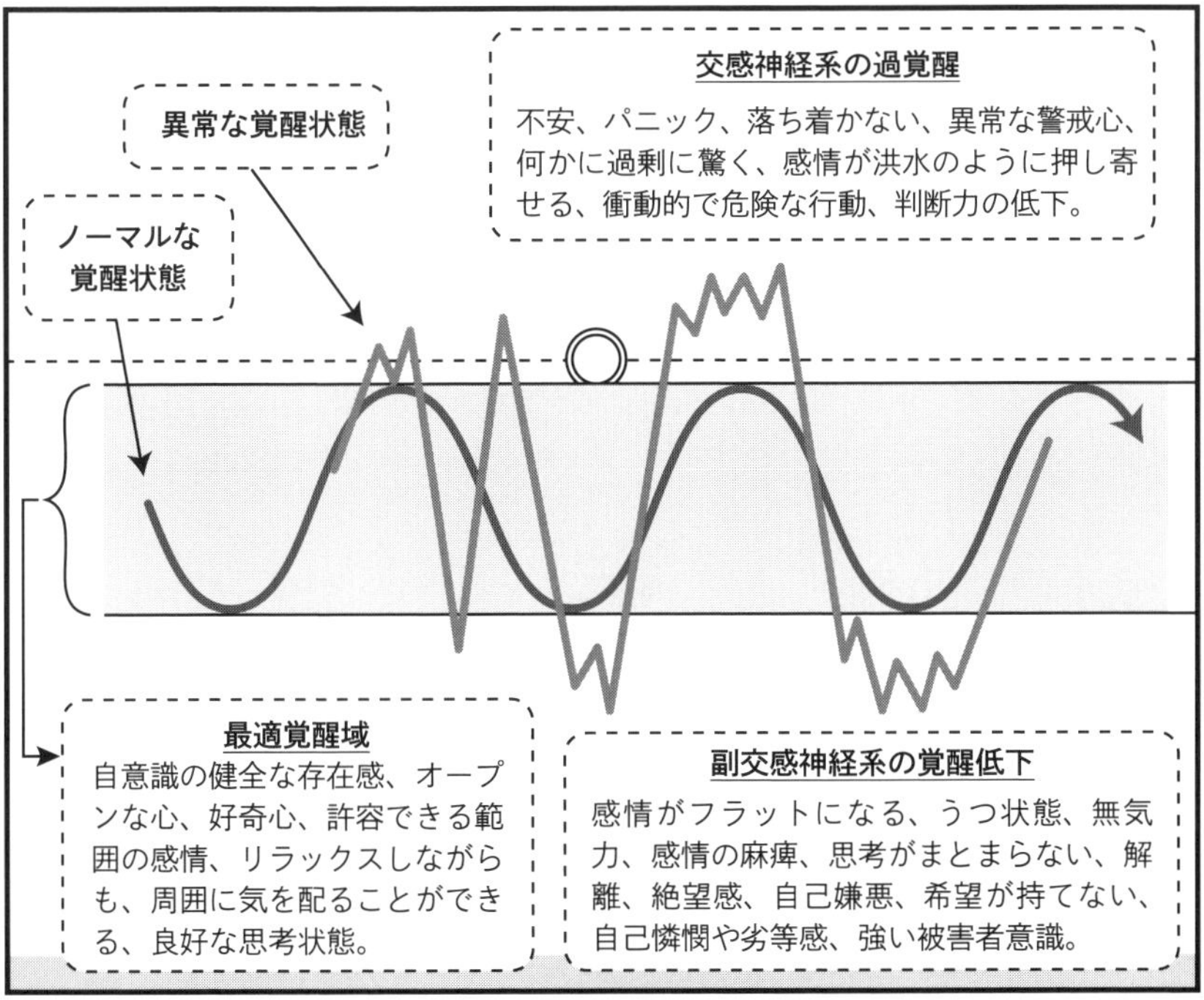

交感神経系の過覚醒
不安、パニック、落ち着かない、異常な警戒心、何かに過剰に驚く、感情が洪水のように押し寄せる、衝動的で危険な行動、判断力の低下。
異常な覚醒状態
ノーマルな
覚醒状態
最適覚醒域
自意識の健全な存在感、オープンな心、好奇心、許容できる範囲の感情、リラックスしながらも、周囲に気を配ることができる、良好な思考状態。
副交感神経系の覚醒低下
感情がフラットになる、うつ状態、無気力、感情の麻痺、思考がまとまらない、解離、絶望感、自己嫌悪、希望が持てない、自己憐憫や劣等感、強い被害者意識。

図2　ノーマルな覚醒状態と異常な覚醒状態

第2章　依存症(アディクション)について

もし、「依存症（アディクション）とは何か?」と一〇〇人に聞いたら、一〇〇通りの違う答えが返ってくるでしょう。でも、同じ一〇〇人に「依存症は、その家族にどんな影響を与えますか?」と質問したら、たくさんの同じ答えが返ってくるはずです。依存症者はその家族に大変なダメージを与えます。家族が崩壊してしまうことも決して珍しくありません。

世の中のほとんどの人は、お酒を飲むか飲まないかを自分の意志で決めることができます。だから飲酒をコントロールできないアルコール依存症者を非難します。ギャンブル依存（障害）についても同様に、賭け事を止めたい時に止められる健常者は、「ギャンブルを止められない人は意志の弱い人だ」と責め立てます。私たちのほとんどは、パートナーとは別の異性に性的魅力を感じても、その欲望を抑えることができるので、セックス依存症の人々を「自分勝手で思いやりのない人」として片づけてしまいます。しかし、これらは、依存症の本質を理解していない誤解に基づく考えなのです。

依存症になりたくてなる人はいないのです。依存症者は、「心の痛みを何とかしたい」、「現状に耐えきれない」、「ストレスが限界にきている」、「何とかして他人とうまく付き合いたい」という切実な状況を抱え、依存に走らざるをえなかった人々なのです。最初から、「コントロール不能になるまでやってやろう」なんて考えていません。人間関係や健康、仕事を失ってまで、飲酒、ギャンブル、買い物、仕事にのめり込もうとは夢にも思っていません。コントロール不能の状態に陥る過程が、依存症の本質であり、依存症者は飲酒、ギャンブル、買い物、食べ物、セックスを、自分の意志ではコントロールできなくなるのです。

では、なぜ一部の人々だけが、依存症に陥るのでしょうか？　この質問に答えるのは、簡単ではありません。遺伝的要因も確かにありますが、依存症の家系だからといって、必ずしも発症するとは限りません。環境的要因がそろったときに、依存症を発症する確率がほかの人々よりも高いというだけです。環境的要因もさまざまで、家族の道徳観、友人関係、文化背景などは、依存的行為と特に密接な関係があります。

トラウマを抱えた人も依存症に陥る危険性が高く、特に子ども時代に抱えたトラウマは、依存症を引き起こす最大の要因であることがわかっています。虐待やネグレクト、家族の死や親の離婚から来る喪失感は、確実に依存症の温床となります。事故やケガ、慢性の疾患、家族の死、仕事や人間関係や家を失くすといったトラウマ体験は、すべての年齢の人々において依存症に陥る危険を増大させます。レイプ、暴行、拷問など犯罪行為の被害にあうこと、戦場やテロリズムなどで悲惨な光景を目撃することも、依存症の大きな引き金になります。依存症になりやすい遺伝子を持つ人が、心の傷を負った時に依存症は発症すると言っても差し支えはないでしょう。

依存症の二つの側面

依存症は二つの種類に分類できます。

- **物質依存**は、アルコール、ヘロイン、オピオイド系の薬物、カフェイン、ニコチンなどの化学物質を摂取することへの衝動が抑えられなくなる状態です。結果として内臓疾患や、脳内物質のアンバランスを引き起こします。
- **プロセス依存（行動嗜癖）**は、ある行動を衝動的に繰り返すことによって、脳内物質のバランスが崩れた状態です。主な行為として、ギャンブル、買い物、オンラインゲーム、インターネット、セックス、エクササイズ、仕事、食べ吐き、ダイエットなどがあげられますが、人によっては、恋愛行為や、スマホ、コンピューター、ゲームなどの画面自体が依存対象（スクリーン依存）になる場合もあります。

脳科学的な観点から見ると、物質依存とプロセス依存の間に違いはありません。*When the Servant Becomes Master* の著者であるジェイソン・パワー医師は、脳の側からみれば、物質だろうが、行為だろうが、核心は報酬回路の活性化なのだと指摘しています。

依存症は、経済状態、政治的信条、性別、性的志向、知性、学歴、経歴、宗教、人種や民族などに、まったく関わりなく、誰でも陥る可能性のある疾患です。アメリカ国内だけで、二、三〇〇万人以上の患者が存在し、工場で働く人、クリエイター、聖職者、セールスマン、清掃員、警官、会計士、医師、政治家、会社の

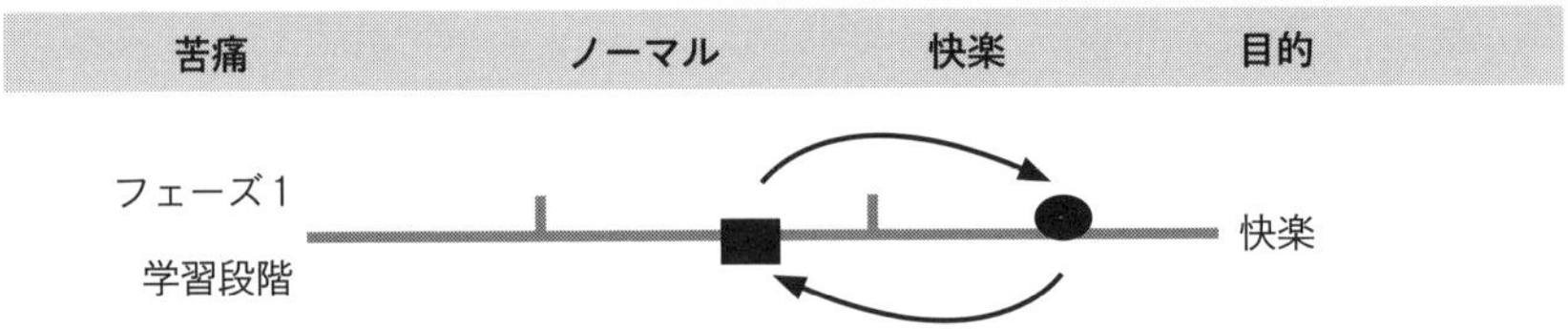

出典：Vernon E. Johnson（1983）*Intervention : How to Help Someone Who Doesn't Want Help*. Johnson Institute Books, pp.17-33.

図1　精神的苦痛のサイクル①

重役、主婦など、あらゆる仕事に就く人々が依存症で苦しんでいます。

依存症とは、その対象物質や行為自体が問題なのではありません。さまざまな悪影響が出たり、悲惨な出来事が起こったりしても、依存が止められないことが問題なのです。

お酒を嗜む人はたくさんいますが、普通の酒飲みとアルコール依存症者はまったく違う存在です。賭け事を楽しむ人はたくさんいますが、全員がギャンブル依存症になるわけではありません。多くの人がセックスを楽しみながら生きていますが、家族や結婚生活を犠牲にしてでも、毎晩違う相手とセックスをする人はそれほどいません。

依存症の兆候

依存症は、ほかの進行性疾患と同じように治療しないでおくと、どんどん症状が悪化します。「精神的苦痛のサイクル」という状態を呈しながら進行する過程は、依存対象が違っても同じです。**学習段階**と呼ばれる初期の段階で、患者は依存対象の物質や行為と出会い、それらが高揚感や快楽をもたらすことを覚えます。まだ後悔するような出来事は起きず、自信が湧き、解放感や全能感を楽しんでいる段階です（図1）。

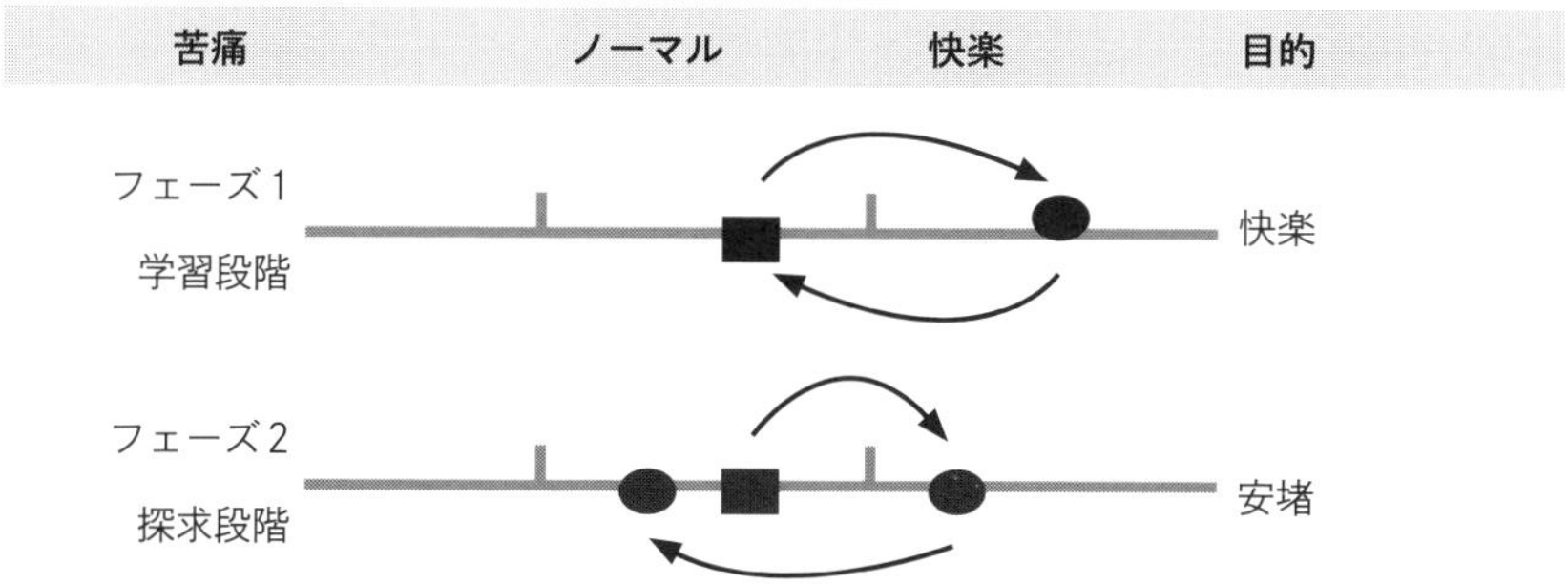

出典：Vernon E. Johnson（1983）*Intervention : How to Help Someone Who Doesn't Want Help.* Johnson Institute Books, pp.17-33.

図2　精神的苦痛のサイクル②

依存対象との蜜月関係が一定期間続くと、**探求段階**に移行します（図2）。依存物質を手に入れたり、依存行為をしたりするための時間を捻出し始めます。依存症者自身も、対象に依存している感覚を覚えます。同じだけの快楽を得るのに、以前よりもたくさんの量や時間がかかるようになります。はじめの頃に感じた完璧な高揚感を、もう一度感じたいという強い気持ちに駆られます。目的が快楽から安堵感に変わる段階です。

さらに進行が進むと、**依存段階**に入ります（図3）。身体的、精神的、経済的問題が次から次へと起き始めます。以前よりもっとたくさんの時間や量を費やしても、ひと時の安堵感しか得られません。物質依存の場合、使用後の酩酊状態から回復するのに莫大な時間がかかるようになります。依存物質を使っていないときや依存行為をしていないときに気持ちが不安定になり、不快感を覚えます。最終的には快楽どころか安堵感さえ得られず、ただ生きるためだけに依存を続ける状態に陥ります。理性と判断能力を失い、依存対象へのコントロールがどんどん効かなくなります。人間関係は悪化し、自尊心もひどく傷ついていきます。

最後に訪れるのは**慢性的依存段階**です（図4）。慢性的に身体的、精神的苦痛に苛まれる段階です。家族は崩壊し、誰からも相手に

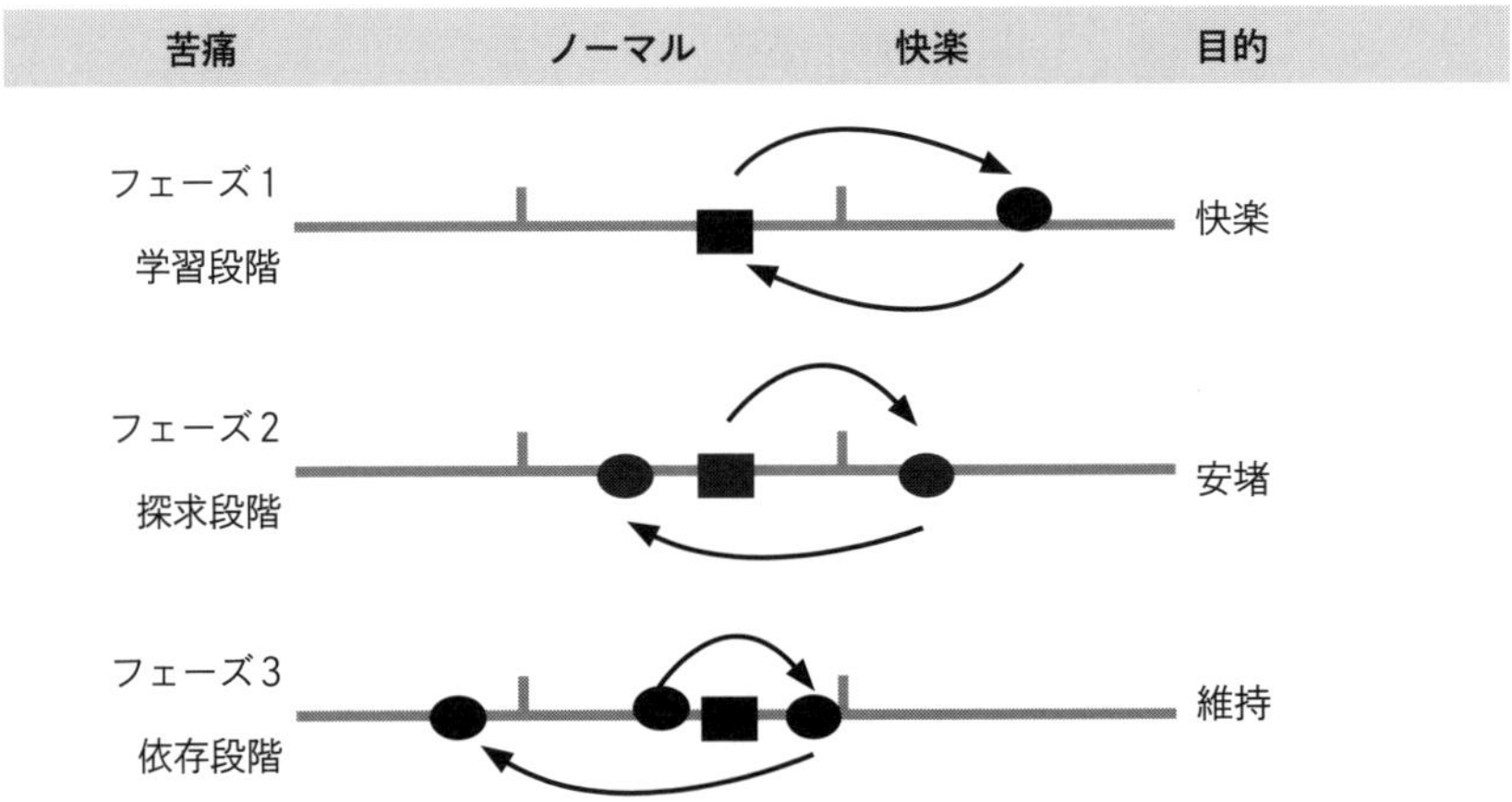

出典：Vernon E. Johnson（1983）*Intervention : How to Help Someone Who Doesn't Want Help*. Johnson Institute Books, pp.17-33.

図3　精神的苦痛のサイクル③

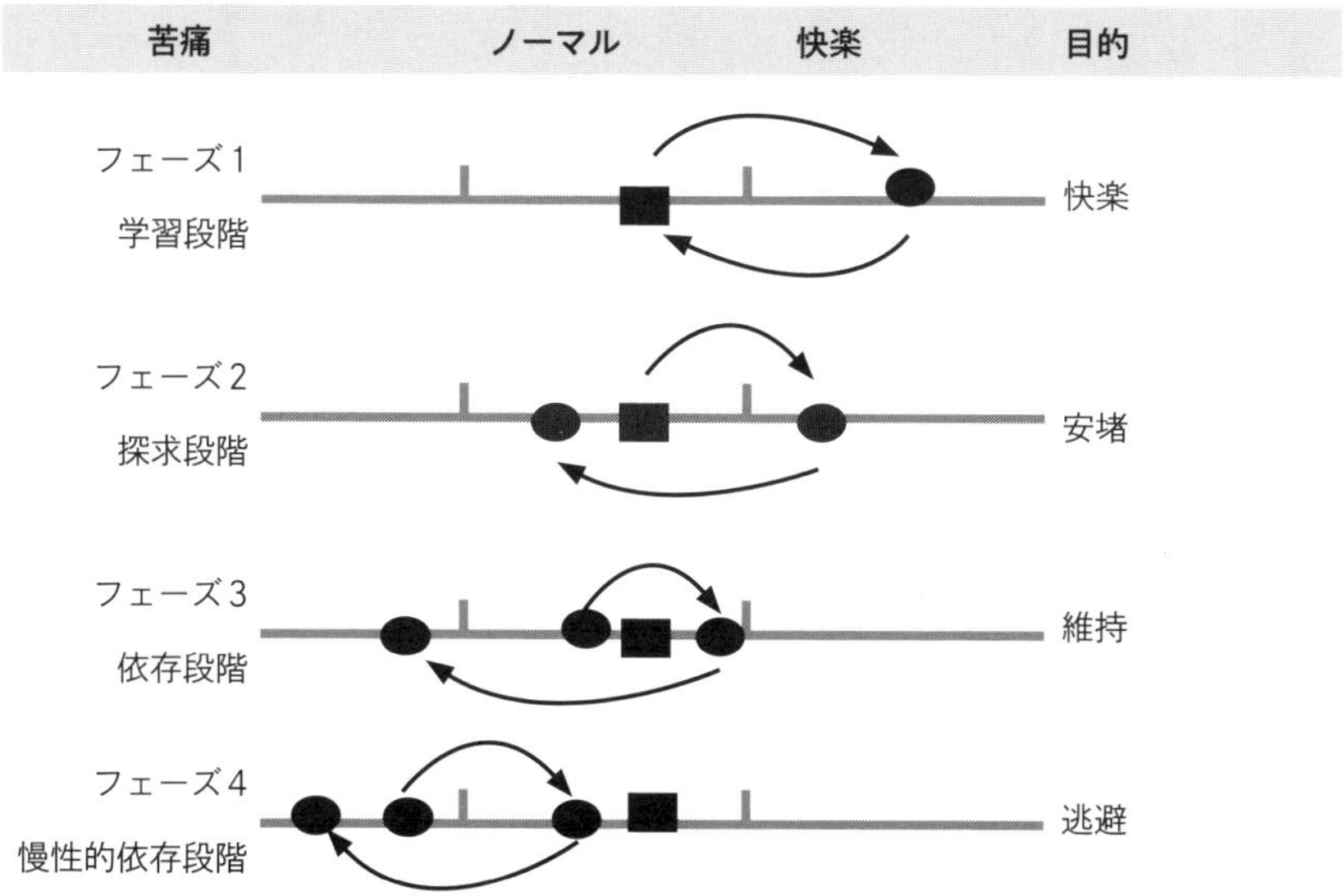

出典：Vernon E. Johnson（1983）*Intervention : How to Help Someone Who Doesn't Want Help.* Johnson Institute Books, pp.17-33.

図4　精神的苦痛のサイクル④

されなくなります。極度の疲労感に悩まされ、合併症を患い始めているかもしれません。多くの場合、金銭問題も顕著になります。

この段階に入ると、依存物質や嗜癖行為は、苦痛を和らげるためだけのその場しのぎの手段でしかありません。唯一の目的は現実逃避です。心の痛み、罪悪感、山積した問題からの逃避です。ここまで来ても治療につながらない場合、患者を待ち受けているのは棺桶か強制収容施設のどちらかです。

ここで依存症の特徴をまとめておきましょう。

- 依存対象に対する強迫観念（買い物、飲酒、コカイン、仕事、インターネット、ポルノ、ギャンブルなど）。
- 結果的によくないことが起きているのに繰り返し行う。
- 同じ効果（高揚感、安堵感、落ち着き、現実逃避など）を得るために必要な量や時間がじわじわと増えてくる。
- 精神的苦痛が伴う。身体的苦痛が加わる場合も多くある。
- 今まで大切にしてきたモノ（人間関係、自尊心、仕事など）を犠牲にしてでも、依存を続けるために自己破滅的で危険な行動をとる。
- 段階的にコントロールを失い、行動や生き方がおかしくなってくる。

依存症の発症が明らかになってくると、多くの依存症者は起きている問題をすり変えたり、無視したりする否認状態に陥ります。そして依存行為を次のように正当化しようとします。

・ジンをボトル一本飲んだだけじゃないか。そんなのたいした量じゃない。
・徹夜でギャンブルしたぐらいで目くじら立てるな！　付き合いでやっただけだ。
・私が買い物依存ですって？　年収二〇〇万ドルの夫がいれば、誰だってこのくらいの買い物はするわ。
・私は一日中家にいて、子どもの面倒を見ながら、家事に追われているのよ。食べることしか楽しみがないのよ。

初期の段階では、依存症者本人が自分でルールを決めて依存行為をコントロールしようとします。自分はコントロールを失っていないと信じたいのです。

・私は午前中には絶対に酒を飲まない。
・コカインを使うのは休みの前日だけにしています。
・体重が九〇ポンド（約四〇キロ）を切ったら、それで十分。食べ吐きは止めるわ。
・カジノに行くときは六〇ドルだけ持っていく。全部なくなったら、その日のギャンブルは終わり。勝っても二〇〇ドル儲けたら、きっぱり止める。ギャンブル場に残って、誰かのゲームを眺めたり、食事をしたりするかもしれないが、賭けは一切しない。

これらは依存症者が、「自分は止めたいときにはいつでも止められるのだ」と信じるためのむなしい言い訳にすぎません。遅かれ早かれこれらのルールは自らの手で破られ、病気の進行に拍車がかかります。治療を受けて回復しない限り、悪化の一途をたどるのです。

依存対象のことが四六時中頭から離れないようになると、歪んだ考え方をするようになります。ムキになって言い訳や正当化をしたり、責任逃れをしたり、他者への攻撃や非難を始めたりします。友人、家族、仕事など、まわりのものすべてから遠ざかってゆきます。どんな危険を冒してでも依存行為を続け破滅に至るのです。

依存症と脳

私は依存症を「向精神作用を持つ化学物質との病的な関係」と定義します。

ここで言う化学物質は、体の外から体内に取り入れる単独または複数の薬物の場合もあれば、脳内で自ら生成・分泌される物質の場合もあります。後者は、ギャンブルをしたり、エクササイズをしたり、ネットでポルノ動画を見たりしているときに脳細胞が作り出す化学物質のことです。依存症とは、人間関係、健康、仕事を犠牲にしてでも、脳内にこれらの化学物質をあふれさせることを優先してしまう病気です。これらの化学物質なしには平常心さえ保てなくなり、それらを得ることを最優先にした生き方をするようになります。自分の力で止めようとどんなにもがいても太刀打ちできません。

物質依存もプロセス依存もまったく同じ脳内神経伝達物質を介して発症します。影響を受ける脳内神経回路もまったく同じです。依存症者が依存行為をすると大脳辺縁系にドーパミン、アドレナリン、エンドルフィン、セロトニンが放出されます。最近の研究では、依存行為を実際に始めなくても、行為を始める期待感を持っただけで放出が始まることもわかってきました。

ドーパミンとアドレナリンは脳の報酬回路を作動させる働きをします。セロトニンは不安やうつを和らげます。エンドルフィンにはこれらすべての働きに加え、優れた鎮痛機能があります。

これらの化学物質には、もうひとつ大切な役割があります。それは快楽による満足感を脳に記憶させる働きです。この働きによって人間は、同じ快楽を得るために、同じ行動を繰り返し何度でも行うようになります。これが依存症という病気の仕組みなのです。

米国依存医学会（American Society of Addiction Medicine : ASAM）により二〇一一年に発表された依存症の定義を以下に記載します。

脳内の報酬回路および意欲や記憶をつかさどる回路における慢性的一次疾患。身体的、精神的、社会的、霊的側面で症状を呈する。それらは依存物質や嗜癖行動による高揚感や安堵感の病的な追求という形で現れる。

依存症を発症すると、依存物質の摂取や嗜癖行動を長期間中止することができず、自己の行動が制御不能の状態に陥る。渇望現象、自分自身や人間関係における問題の矮小化、感情障害といった状態も見られる。ほかの慢性疾患と同じく、再発と寛解を繰り返す傾向がある。治療しない限り、進行を止めることはできず、回復不能状態になるか、死に至る疾患である。

依存症の発症後、前述した四つの段階（精神的苦痛のサイクル）を経て徐々に悪化してゆく過程は、時間的にも大変長いプロセスです。では、ある行動の単なる繰り返しが時を経て依存症となる、その境目はどこにあるのでしょう？　どの時点で脳は病気にハイジャックされてしまうのでしょう？　人類はまだその答えを知りません。答えは永遠に見つからないかもしれません。依存症の発症を確実に診断できる、客観的で明確な分岐点は見つかっていません。オタマジャクシはいつからカエルになるのか、と質問するようなものなのです。

しかし、多くの依存症者は自分の過去のどこかに、ある一線を越えた経験を自覚しているようです。その線を境にして依存対象へのコントロールを完全に失い、意志の力だけでは人生がどうにもならなくなったようです。そこが回復へのプログラムの必要性を感じる瞬間かもしれません。

依存症者に面と向かって「どうしてそんなことをやってしまうの？」とか「いったいあなたは何を考えているの？」と聞いてみたいと思った経験がある方は多いと思います。答えを言いましょう。依存症者は「考えて」いないのです。依存症とは、自分がやろうとしていることや、自分の振る舞いが他人に与える影響を事前に考える能力を奪われてしまう病気なのです。自分がやったことの結末を見て見ぬふりをするか、見ても何も感じなくなっているかのどちらかです。

あるクライアントは私にこんな経験を語ってくれました。ある日、彼の妻が二歳と四歳の子どもと一緒に彼の目の前に立ち、「お酒を取るか、私たちを取るか、どちらか選んで」と迫りました。彼は間髪を入れずに酒を取ると返答し、そして家族を失いました。

依存症者の多くは、本人も含めて人を傷つけることに驚くほど無頓着になります。それは、脳科学的に解説すれば、依存行為を繰り返しているうちに、その人の報酬回路が、周囲の状況を把握し理性的判断を下す前頭葉の機能を抑え込んでしまうからなのです。

これは神経科学的に見ても正しく、依存症は、依存対象物質や嗜癖行動の問題ではなく、快楽刺激を処理する脳の回路と思考回路が正常に作動しなくなる問題なのです。脳のスキャン画像を使った研究においても、依存症者の脳は、正常な脳よりも理性を働かせて衝動的行動を抑える前頭葉の働きが弱まっていることがわかりました。理性的な機能を依存症に乗っ取られてしまった脳は、正常な判断ができなくなり、「これは気持ちがいい！　もう一回やろう！」という指令だけを繰り返すようになるのです。

依存症という疾患は衝動が抑えられなくなる病気です。脳内化学物質のバランスが崩れ、依存行為を行う度に、より強い衝動にかられ、依存行為を繰り返すのです。それと同時に報酬回路から与えられる高揚感はどんどん小さくなり、結果として、さらなる衝動や渇望を抑えられなくなります。道徳観や意志の力や人格の問題ではないのです。脳の神経回路の問題なのです。

この脳内神経回路の異常は副次的に問題を拡げてゆきます。人間はストレスを抱えると問題解決能力が落ち、衝動的な行動に走りやすくなります。すなわち依存症はストレス生産装置そのものなのです。

コントロールを失った依存症者は、共感力、道徳観、価値観、常識などが欠落した人間に見えますが、そうではないのです。依存症者のいる家庭で育った人は依存症を発症する危険性が一番高いというデータがあります。彼ら彼女らは、依存症がどんなに悲惨なものであるか知り尽くしています。まわりの人々の人生を滅茶苦茶にしてしまう依存症の破壊力を肌で知っているので、「依存症にだけはなりたくない」と常に自分に言い聞かせています。「私は絶対に妻を裏切ったりする父親みたいな人間にはならない」「私は絶対に、姉のようなアル中にはならない」「私は絶対に、母親のように、自分の子どもを虐待するような人間にはならない」と真剣に考えています。依存症に関して、共感力、道徳観、価値観、常識を人一倍持っている人々なのです。

では、依存症が脳に与える影響をもう少し細かく見てゆきましょう。前述したように、前頭葉は人間的思考を担う場所で、判断力、価値観、倫理観はここに存在しています。進化的にもっとも発達した部分で、会社経営にたとえれば最高取締役会が開かれる会議室です。依存症は最終的にはこの会議室を完全に乗っ取ります。

しかし、依存症はまず別のある場所の制御システムに忍び込みます。それは大脳辺縁系内にある中脳辺縁系ドーパミン回路（Mesolimbic Dopamine System : MDS）という生存本能や快楽の追求を担うシステムです。ＭＤＳと前頭葉の間は、たくさんの神経細胞でつながり、常に連絡を取り合っています。依存症は人間の意識を前頭葉からＭＤＳへ、力任せに引きずり下ろしてしまうのです。人間の思考を理性の世界から、快楽を求める衝動的世界へと移動させてしまうのです。

ヘロインを止めて六カ月の男性が、ある日、映画を観に行ったとします。映画のなかで、セクシーな若者たちがクスリでハイになる場面がありました。帰りの電車で彼はスマホを手にして、クスリ仲間と一緒に楽しくハイになっている昔の自分の写真を見るともなしに眺め始めます。この時、まさに彼の意識はＭＤＳに引きずり下ろされているのです。すると別の声が自分のなかから聞こえてきました。「おいおい、ちょっと待てよ。それはやばいぞ。あの悲惨な世界にまた戻る気かよ」前頭葉の声です。彼は、写真を見るのを止めて、イヤホンで音楽を聴き始めます。もしこの場面で前頭葉の介入がなかったら、彼はどうなっていたでしょう。

依存症の脳科学は暗い話題ばかりのようですが、明るい話題もあります。人間の脳は、依存症による広汎なダメージから回復する能力を十分に備えています。依存症からの治療・回復プログラムには脳機能を再生させる能力を引き出す要素がたくさん取り入れられています。衝動的感情を抑えるテクニックや、快楽的衝動のスイッチを避ける方法を学びながら、前頭葉を鍛えなおし理性を取り戻すのです。クスリの売人と連絡を取ったり、風俗嬢に声をかけたりする衝動を乗り越えられるようになるのです。

トラウマと依存症が交差する地点

なぜ人は依存症になるのか。単純な答えはこうでしょう。依存的行為はもともと気持ちのよくなる行為だ。人間は気持ちよくなるために酒を飲み、クスリを使い、買い物を楽しみ、ネットで異性を求めるのだ。マゾヒストでもないかぎり、人間は快楽を求める存在なのだ。ところが楽しいはずの依存行為が、ある時、もはや楽しいものではなくなっていることに気がつく。これが依存症です。それではなぜ依存症者は楽しくなくなったことでもやり続けてしまうのでしょう?

この質問には複数の解答が存在します。そのひとつは、前述したように「依存症になりやすい遺伝子を持っていたから」。では、依存行為を続けてしまうそのほかの理由をあげてみましょう。

- 絶望感、劣等感、孤独感、不安感、恐怖感など、生きづらい感情を麻痺させてくれるから。
- 全能感を与えられ、支配欲が満たされ、自尊心を取り戻したような気になれるから。
- 不安や心配事を忘れさせ、少しの間、楽な気持ちになれるから。
- 日常生活を離れ、現実逃避ができるから。
- 洗練され成熟した大人が楽しむカッコいいことだという思い込み。
- お金や地位があり、セクシーな人間のシンボルだという思い込み。
- 自分があこがれて尊敬する人がいつもやっていることだから。
- ある種の人々との関係性を保つのに必要だから。

右にあげた項目のなかで、特に最初の四つはトラウマと依存症の関係性をよく表しています。依存症の進行における「苦痛のサイクル」の学習段階を思い出してください。トラウマの問題を抱えた人にとって、依存行為は一時的にではありますが、パーフェクトな解決策なのです。そして彼ら彼女らは後になって、この解決策は新たな悲劇の始まりだったということに気づかされます。では、このような経験を持つ人々の証言をいくつかご紹介しましょう。

カイル　：九歳ぐらいの時、酒を飲んでいる父親の話し相手をしている自分はまるでよく気の利くバーテンダーのようでした。一四歳の時には、父親の飲み友達になり、クスリも使って一緒にハイになっていました。

ニコラス：競馬場にいる時だけは父親は自分によくしてくれました。

ペドロ　：一一歳の時、初めてお酒を飲みました。不味かったけれど気持ちがフワッとしたのを覚えています。アルコールが「効いた」のです。でも飲むたびにひどい二日酔いになり、もう二度と酒は飲まないと誓うのですが、なぜかまた飲んでしまいます。そして飲むたびに酔いつぶれるようになりました。思い起こせば物心ついた時に、すでに私の心には大きな空洞がありました。初めてお酒を飲んだ時、その穴がふさがったのです。これが答えだと思いました。アルコールが「効いた」のです。すべてはそこから始まりました。

ジャック：お酒を飲み始めた理由はただひとつ。感情を麻痺させるためでした。両親はひどい酒飲みだったので、あんなふうにだけはなりたくないと思い、クスリに切り替えました。感情を麻痺させられるなら何でもよかったのです。怖れや不安に耐えきれなかった。仲間と一緒にクスリをやっていると居場所ができたようで安心だった。年上のクスリ仲間にあこがれて、俺もあんなふうになろうと思った。

ディナ：コカインをキメると私は怖いものなしでした。気に入らない奴には誰でもケンカを売りました。

ハンター：リラックスするためにお酒を飲みました。警戒心が強く、いつも緊張していました。心の痛みを癒すために飲んでいたのです。本当の気持ちを隠し、偽りの自分を演じるためにお酒が必要でした。いつも不安で仕方がなかった。このままではいけないと感じていたけど、どうすればよいかわからなかった。

ハナ：里親をたらい回しにされたあげく、性的虐待を受けました。死んでしまいたかった。消えてしまいたかった。そんななかで食べ物は唯一、私の力でコントロールできるモノだった。ダイエットという行為は、食べ物に対して私の力と支配力を誇示する手段だった。体重を減らすことによって、ゆっくりと消えていけるような感じを覚えました。

クリス：父はキレては暴力を振るう人でした。一一歳の時、私は自分のなかに父親を発見しました。ブチ切れたときに全能感を感じたのです。怖れや自己憐憫から解放されました。キレてハイになり、マスターベーションで心を麻痺させる人生が始まりました。長い間、そのやり方で生きてきました。

一連の証言を読んでいると、依存症という病がいろいろな方法で人々の心をつかんでゆくさまが見えてきます。愛情に飢えた子どもや孤独感を感じている人にとって、食べ物はこの上ない慰めになります。食べずにどんどん細い体になることで、奥深い心の痛みを感じなくなります。劣等感や無力感で絶望している人にコカインは全能感を与え、いつも不安感に悩まされている人にマリファナは安堵感を与えてくれるのです。

複数の依存症が及ぼし合う影響

「依存症者の多くは二つ以上の依存対象を抱えている」という事実はあまり知られていません。前述したように、依存症という病気の本質は依存対象そのものではなく、脳神経回路の依存対象に対する病的な反応です。この疾患は依存症者を多種多様な依存対象に引きずり込む病気なのです。

重症の依存症者は物質であれ嗜癖であれ手当たり次第に依存してゆきます。ある患者はこう言いました。「あるクスリの効果に満足できなかったときは、別のクスリを必ず試した。身体が満足する感覚をどこまでも追い求めていたのです」。

複数の物質や行為への依存状態に同時に陥るのは珍しいことではありません。抱えているトラウマが大きいほど、複数の依存対象に依存する確率は高くなります。

次から次へと依存対象を変えてゆく場合もあります。二つ以上の依存対象を一定期間ごとにローテーションさせるタイプの人もいます。複数の依存対象を持つ依存症者がそのなかの一つを止めると、残りの依存対象への依存度が高まる傾向があります。

アルコール依存症のハリーはお酒が飲めないときには、異常な量のピザやアイスクリームを食べまくります。

ブリトニーはヘロインを止めて三年になりますが、止めた途端にインターネット依存が顕著になり、今では自由な時間のほとんどをＳＮＳに費やしています。

普段のエマは口数の少ない大人しい性格ですが、お酒に酔うと、タガが外れたように誰とでも寝てしまったり、インターネットでポルノ系サイトを徘徊したりします。

リアズはコカインでハイになると、勝利者のような全能感に包まれ、必ず競馬場に足が向かいます。

ケリーは覚醒剤依存と拒食症の治療を始めた途端、強迫的な性行動の症状が悪化しました。

エリックの夜は、まずダブルエスプレッソとマリファナタバコ、そしてウィスキーをショットグラスで五〜六杯飲むところから始まります。彼はこれをカフェイン・ニコチン・アルコールのトリプル治療薬と呼んでいます。

複数の依存対象を持つ依存症者が治療プログラムにつながる際、いちばん目立つ、ダメージの大きい依存対象にだけ取り組み、ほかの依存対象については隠しておく傾向があります。例をあげれば、アルコール依存症の治療を受けていても強迫的な性依存については黙っていたり、買い物依存の回復に取り組みながら処方薬の乱用を続けていたりするケースです。

タイプの違う複数の依存症が、ひとりの依存症者のなかで、地層のように積み重なって存在し、お互いに影響を及ぼし合います。アッパー系ドラッグをキメてからセックスをして高揚感を増幅したり、アッパー系ドラッグでハイになった後に、アルコールやマリファナでソフトランディングを試みたりする行為などがその例です。

物質と行動を組み合わせて一連の儀式のようなかたちで行う場合もあります。酒場で売春婦に声をかける前に必ずコカインを使って気合いを入れる男性や、ショッピングモールで買い物をしまくる前に必ずモール内のバーで食べ吐き行為をする女性などがその例です。

あるクライアントはこう言いました。「私は数えきれないくらいのモノに依存していて、それらを片っ端からやりまくったり、とっかえひっかえするのが好きなの」。

家族の疾患としての依存症

依存症は「家族の病気」です。患者本人の脳が病的状態に陥ると、その家族の脳にも病的変化が現れます。依存症者の思考がさらに歪んでくるにつれ、その家族の思考も同じくらい、時にはそれ以上に歪んでしまうのです。

依存症者は責任を放棄し、嘘をつき、他人を責め、二重生活を送るようになるのが典型的ですが、その家族もまったく同じ生き方を始めます。特に否認については患者本人にも家族にも顕著に現れ、お互いに言いのがれをし、物事の矮小化をし、見て見ぬふりをするようになります。

依存症者は病気が進むにつれ、気持ちが不安定になり、思考能力が落ち、他人とのコミュニケーションを避けるようになります。家族もそれと一緒に否認状態を深めてゆき、依存症者のためにこんなふうに言い訳を始めるのです。「毎日あんなに長い時間働くんだから、時には夜遅くまで気晴らしするのも仕方がない」「お父さんが働いてくれるおかげで家族が暮らしていけるんだから、彼の付き合い酒に文句を言うべきではないわ」「夫の酒の飲み方なんて私の父に比べればかわいいものよ」「彼女は性根のいい人だし、人間には楽しみがひとつぐらいあったほうがいい。ギャンブルなんて止めようと思ったらすぐに止められるはずだ」「マリファナぐらいでそんなに大騒ぎするものじゃないわ。彼の年齢の時には私だって吸ってたし。第一、マリファナは合法化されたのよ」。家族は次第に否認を深め、このような言い訳を強迫的にするようになります。

依存症が悪化するにつれて、患者は二つの強迫的な信念を持つようになります。「私は依存症ではない」と「自分の行動はコントロールできている」です。この二つの信念を貫くことが依存症者にとっていちばん大切なことになります。家族も、患者がこの二つの信念を守り通せるよう一生懸命お手伝いをします。患者の否認が深まるにつれ、家族の否認も深まってゆくのです。

もっともよく見られる否認のパターンとして沈黙があります。以前、私は著書のなかで、依存症者の家族に共通に見られるルールのひとつは「話すな」であると書きました。家族は次第に家のなかで起きていることについてごまかしたり黙ったりしてしまうことで、皆が共犯者のように思えてきます。ある依存症家庭の子どもが自分の家族について、「まるでいつもお芝居をしているみたいだ」と言いました。

そろって沈黙を守るという行為は、その家族に大変なダメージを与えます。何が起きているのか理解ができずに黙っている者もいれば、どうせ怒られたり無視されたりするだけなので黙っている者もいるでしょう。依存症者が暴力的な場合には、「話し合おうとしたら事態がさらに悪化したので黙っていることに決めた」と言った家族もありました。

誰もそのことについて話さないから空気を読んで自分も話さないというケースもあります。「自分が思っているほどひどくはないのだ」「きっとそのうち何とかなる」「騒ぎ立てるほどのことではない」と必死に自分に言い聞かせている家族もいるでしょう。

家族が黙ってしまう大きな理由のひとつに忠誠心があります。父親が毎晩、家のなかで隠れてコカインを吸っているとします。それを他人に話すことは父親を悪人に仕立て上げる裏切り行為だと感じてしまうのです。サマンサは学校の成績はトップで部活もがんばる優等生ですが、拒食症を患っていました。彼女の両親は心配するものの、介入せずに黙って見守りました。大学の推薦入学に悪影響を及ぼすことを怖れたからです。

その場をごまかすだけなら否認は非常に効果的な選択肢です。だから多くの人々が否認を止められないのです。一時的に痛みを回避できるし、現実と向き合わなくて済みます。長い目で見れば何ひとつよいことはないのですが、当座をしのぐことはできます。問題が大きすぎて自分の力ではどうにもならないとき、否認という対応策は、現実的でやさしく理にかなった選択肢に見えるかもしれません。しかし否認を続けていると自分自身の認識や思考がどんどん歪んでいくのも悲しい事実です。

否認の限界

依存症が進行してゆけば家族の否認もいずれは限界に達します。感情的に極限状態まできた家族は、依存症者にその問題への対応を迫らないわけにはゆかなくなります。この段階の家族メンバーは依存症者とその症状に病的にとらわれ始めます。以下にその例をあげてみます。

- 依存症者の行動をコントロールする。
- 問題を理解させようと説得を繰り返す。
- 依存症者の病的行為に合わせた行動をとる。
- 責任の肩代わりをする。
- 依存症者の尻拭いをする。
- 依存症者が依存行為をできないように裏から手を回す。
- 警察に通報すると脅す。
- 冷たくあしらい、罪悪感を持たせようとする。

- 依存症を誰かのせいにして非難する。
- 依存症者が次にやりかねないことを想像し常に不安になる。
- 依存症者を見守るために家族が外出を中止する。
- 依存症者に傷つけられた出来事を繰り返し思い出す。
- 依存症者が将来やりかねない不祥事を事細かに想像する。

依存症が依存症者の思考や行動や人生を変えてしまったように、今度は依存症が依存症者を通して家族メンバーの思考や行動や人生を変えてしまいました。家族は共依存という疾患を発症したのです。

この段階までくると、家族メンバー間の境界線は消え失せ、非難し合い、避け合い、お互いを尊重し守り合っていく一体感もなくなっています。依存症者の耐性が上昇し、量的にも時間的にもより多くを依存行為に費やすようになるのもこの段階です。それと並行するかたちで家族の耐性も上昇し、依存症者の病的行動に対してさらに「寛容」になります。

以前のマイラは、ボーイフレンドが酔って彼女を罵る度に怯えきっていましたが、今では全然平気になっています。カイルは彼の一〇代の娘が酒臭い息をはきながら、「私は酒を飲んでいない」と嘘をついても、もうなんとも思わなくなりました。いつものように、ショルダーバッグのなかにはウイスキーのボトルが見えています。

依存症者の病気が進行するとともに、その家族の共依存も進行します。

依存症者は遅かれ早かれすべてのコントロールを失います。家族も遅かれ早かれ、依存症者の行いに対する自らの反応をまったくコントロールできなくなります。

アルコール依存症のパートナーを持つある女性が、自分のコントロール喪失経験についてこう語りました。「彼は今絶対にどこかで酒を飲んでいるという考えが頭を渦巻き、イライラしていました。彼が帰って来た時に、以前のように、かんしゃくを起こさないようにしなければと自分に言い聞かせました。しかし、いつまでたっても彼は帰って来ません。彼が行きつけの店で酒を飲んでいる姿が頭から離れなくなり、とうとう私は、家にあった彼の洋服を全部裏庭に出して燃やしてしまいました」

この段階においては、依存症という病気が家族全体をコントロールし、家族全員の行動が強迫的になります。家族は社会から孤立し、一人ひとりの家族メンバーは家族のなかで孤立し、秘密を抱えて孤独に生きる存在となります。

依存症の知識のなかでいちばん知っておくべきことは、この病気は伝染性の疾患のように、そばにいる人間全員に危険が及ぶこと、そして家族に至ってはインフルエンザのごとく、あっという間に全員が病んでしまう怖ろしい病気だということです。

ある男の子が依存症について私にこう言いました。「まるでドミノ倒しだ。次から次へと順番に全員が倒れるまで止まらない」。

第3章 依存症、トラウマ、そして家族

普通の家庭の朝は、いつもの家族がいつもと同じように家にいて、いつものように学校や仕事に出かけてゆく。お互いの関係性も昨日とほぼ同じです。そんな日常が多かれ少なかれ今日も明日も続くことを信じ、そして、ほとんどの場合、そんなふうに実際続いてゆきます。

ところが依存症者を抱えた家庭はそうはいきません。予期せぬことが次々に起きる不安定な日常を生きています。家族メンバーは先の見えない不安で精神的に混乱しています。

お酒と覚醒剤に依存しているダービーは、娘に対する行動が非常に不安定です。妙にやさしくしたかと思うと、次の瞬間、突然怒って殴りかかり、そしてまたすぐに機嫌をなおし娘を買い物に連れてゆきます。

依存症者のいる家族はメンバー間の境界線が機能していないので、何が起きてもその責任の所在が曖昧で、どうしたらいいのか誰にもわかりません。不安、怖れ、心配、混乱のなかで日常を過ごしています。汚い皿が一枚台所に放ってある、髪型がうまくキマらない、エアコンの設定温度が一度だけ高い、こんな日常の小さな出来事が突然悲劇に変わります。依存症者と一緒に住む家族たちはいつもびくびくしながら生きています。とんでもないことが頻繁に起きるなかで、家族がしなければならない大切なことは置き去りにされてゆ

きます。ですから依存症者のいる家庭がトラウマ体験を生み出す温床となることは言うまでもありません。

絶えることなきトラウマ体験

依存症者のいる家庭で育った人は、そうでない人よりもトラウマ障害を抱える危険性がずっと高く、またトラウマ体験の中身も苦渋に満ちた回復しにくいものになります。依存症とトラウマの組み合わせほど怖いものはありません。

依存症はその家族全員に喪失感を与える病気です。信頼感、親近感、家族の絆、安定感、安心感、楽しいひと時、団らん、安全な空間、健全な境界線、そんなものがまずすべて消え去ります。しかし、これはまだほんの序の口です。依存症が進行するにつれ、さらに仕事、人間関係、お金がなくなり、健康を損ない、家の衛生状態も悪くなります。子どもたちは本来親がやるべき役割をやらされることで、子どもらしく生きる時間を奪われます。命を奪われる家族もいます。

次々といろいろなものを失い、喪失感の上に喪失感を重ねてゆく状況がトラウマを生み出します。それに加えて依存症者のいる家庭では心理的虐待も頻繁に起こります。例をいくつかあげてみましょう。

- 言葉による虐待。
- 厳しすぎる批判や非難。
- 愛情、思いやり、関心の欠如。

- 非現実的な期待。
- 屈辱感を与えられる。
- 約束を守らない。
- 嘘をつく。
- 予測のつかない行動をとる。
- 突然キレて怒りだす。
- 理不尽なしつけ。
- 危険な状態に追い込む（飲酒運転している車に同乗させるなど）。
- 家族がバラバラになり離れてゆく。

依存症者のいる家庭では家族がホッと息をつける場所がないのです。過剰反応したり、引きこもったり、逃げたり、極端な行動を繰り返したりします。心を落ち着けて自分自身に気を配る余裕はありません。過去のつらい出来事を思い出し、予測のつかない未来に怯え、感情は怖れと怒りの間を行ったり来たりするばかりです。

依存症者は自分が酒やクスリで満足することしか考えていないのですから、家族全員が怒り心頭になるのも無理はありません。約束は破る、嘘はつく、家族を適当にあしらう、虐待する、無視する、無理な要求を突き付けてくる、尻拭いをさせられる。こんな状況のなかで、負の感情を継続させること自体がトラウマ障害を誘発させる十分な原因となります。

レストランで酔っぱらって突然大声で騒ぎだす母親、自分の娘の親友に色目を使って言い寄る父親、何日も着替えていないタンクトップと短パン姿で家族の葬儀に現れる妹。こうした恥ずかしい思いを繰り返させられるのもトラウマ障害の引き金になります。

依存症者の家族が抱える慢性的な悲しみは筆舌に尽くしがたいものがあります。「悲しみ」は、がっかりしたとき、つらいとき、悪い知らせを聞いたときなど、誰にでも起こる自然な感情です。また、サッカーの試合やＰＴＡの集まり、学芸会など子どものための行事に絶対に姿を現さなかったり、酔っぱらって子どもの演奏会で騒ぎを起こしたりする親に繰り返し悲しい思いをさせられた子どもは、将来、トラウマに苦しめられる危険性が高まります。

罪悪感もトラウマの大きな要因です。罪の意識は人間にとって大切な感情ですが、依存症者によって理不尽に植え付けられた罪悪感は有害です。依存症者の家族が不当に抱える罪悪感は、特に子どもの場合、成長して自立した後でも消えることはありません。例を二つほどあげましょう。

マイリー：母親がうつ病になったのは私のせいだと思っていました。母は、「あなたがいつも言うことをきかないからうつ病なった」と私に言ったからです。

ケント　：僕が気持ちを察して先回りしないと父親は激怒したので、その度に罪悪感を覚えました。「お前がそんなだから俺はコカインが止められないんだ！　お前が生まれるまでは俺たち夫婦は円満だったんだ」とも言われました。

死んでしまった依存症患者への罪悪感に悩まされる患者家族もいます。ジェームスが初めて私のカウンセリングルームを訪れたのは四三歳の時でした。うつ症状がひどく自殺の危険性を強く感じました。原因は死んだ父親に対する罪の意識です。カウンセリングのなかで彼はその晩のことを話し始めました。一二歳の時、いつものように酔っぱらって帰宅した彼の父は、些細なことで母親にくってかかります。罵られ虐待されながらも母親は必死に父親の機嫌をとり、何とかなだめようとするのですが、父親はさらに激高し暴力をふるい続けました。父の母に対する虐待だけでなく母の受け身な態度にも嫌気がさしていたジェームスは、ある晩、父親に向って思わず車のキーを投げつけ、「あんたなんか死んでしまえばいい！」と叫びました。それでも父親は母親とジェームスにしばらく悪態をついていましたが、ふと投げつけられた車のキーを手に取り家を出ると、車をすっ飛ばしてどこかへ出かけてしまいました。その十数分後、彼の父は事故を起こし死亡します。ジェームスは自分のせいで父親は死んだと今でも信じています。彼はまったく悪くなかったのに、このトラウマは強い罪悪感を彼の心に刻み込み、三〇年以上彼を苦しめてきたのです。

義侠心から出過ぎたことをして他人の気持ちを害してしまったり、間違って人の心を傷つけたりすることは誰でもあります。そんなときに感じる罪悪感は健全な感情です。心地のよい感情ではありませんが、自分が責任を持つべきことを認識しているからこそ感じる純粋な感情です。

しかし依存症者の家族は多くの場合、何が自分の責任で何がそうではないのかがわからなくなります。家族メンバー間の境界線が曖昧になったり、突然理由もなく位置が変わったり、消えてなくなったりするからです。誰の責任でもないことを押し付け合い、揉め事が絶えません。

ジェームスが父の死に対して罪悪感を覚える必要はまったくありません。父親が自分勝手に取った行動に責任を感じ、その深い罪の意識から来るうつ症状と希死念慮に苦しみ続けるのはきわめて理不尽なことです。いちばん大切なことは、「今ここで私が本当に責任を持つべきものは何だろう？」と自分に問いかけることです。

トラウマと見捨てられ感

見捨てられ感には物理的なものと心理的なものがあり、どちらもトラウマ障害の原因になり得ます。

誰でも時折耳にするこんな事例が物理的な見捨て行為です。ダンボール箱に入れられ裏路地に捨てられる赤ん坊、親がカジノでギャンブルをしているあいだ長時間家に置き去りにされる子どもたち、年老いた親をひとり家に残したまま何日も帰って来ないアルコール依存症の息子、人間の体をモノとして扱う冷酷な身体的・性的虐待などです。

心理的な見捨てられ感を植え付ける行為は種類が多く、物理的な見捨て行為より頻繁に起こります。見捨てる側の人間の未熟さや経験不足が原因で、意図的でない場合もあります。たとえば母親が酔いつぶれてしまったので楽しみにしていたダンス教室に連れて行ってもらえなかった娘など、依存症が背景にある場合も多いです。

慢性化した心理的見捨てられ感は、その種類にかかわらずトラウマ障害へと発展する危険性が高くなります。

依存症者のいる家庭では親が子どもを心理的に見捨てる状況が頻繁に起こります。親は子どもに対し愛情を健全に伝え、見守り、世話をし、情緒的に支える義務があります。社会で問題を起こさないように躾をする義務もあります。

完璧な子育てができる親などもちろんいませんが、親としての義務を果たさない状況が日常化すると子どもは見捨てられ感を常に抱き、後になってトラウマ障害を発症します。

心理的な見捨てられ感を植え付けられる状況は多岐にわたります。子どもが欲しがるものや必需品を与えない、親が子どもに対して十分な関心を持たない、育児行為や見守りを常習的に怠るなどは明らかなネグレクトです。米国保健社会福祉省家族支援局が行った「子ども時代の有害体験」に関する研究によると、薬物依存問題のある家庭の子どもは、そうでない子どもよりネグレクトされる危険性が四・二倍に跳ね上がります。コロンビア大学の国立アディクション薬物乱用研究センターは児童虐待の七〇％は薬物の乱用がその背景にあると報告しました。

依存症問題のある家庭では、親が小さな子どもに弟や妹の世話を押し付けて一日中家を留守にしたり、子どもを車のなかで待たせたまま何時間も酒場やギャンブル場などで依存行為に耽ったりするなどの不適切な行為が頻繁に起こります。また、そういった家庭では、食べ物や衣服を十分に提供しない、具合が悪くても病院に連れていかない、危険な場所で遊んでいても注意しない、ヘルメットなしで自転車に乗せる、子どもが身体的・性的虐待を受けていても助けようとしないなど、さらに悪質なネグレクトに至るケースも見られます。最悪の場合、家庭内での親子の役割が完全に逆転します。小さな子どもは親の面倒を見るのが当たり前という状況のなかで、自分の貴重な子ども時代を奪われてしまうのです。

親を満足させるために、または、自分が生き延びるために、子どもが自分のニーズや気持ちをあえて隠したり、親に受け入れてもらうために自分らしく振る舞うのをやめたり、演技をしたりする状況も、その子どもの心に強い見捨てられ感を植え付けます。

これらは皆のちにトラウマ障害を引き起こす要因となります。なぜなら子どもたちは理不尽で達成不可能なルールを親から押し付けられ苦悩するからです。そのルールの例をいくつかあげてみましょう。

- ミスは絶対に許されない。すべてのことを正しくやらなければならない。何が正しいのか誰もわからないときは、親が正しいと決めたことが正しいのだ。うまくいかず結果が不完全だったときは、それはすべて自分が悪い。
- 難しいことを初めてやるときでさえ、失敗は許されない。
- 期待を裏切ってはならない。たとえ、その期待が非現実的だったり、理不尽であったり、馬鹿げていたり、はっきりと明示されなかったり、達成不可能なことであったりしても裏切ってはならない。
- 自分の弱み、自信のなさ、心の迷いを決して他人に知られてはならない。もしそれらを他人に知られたら、自分は傷つけられ利用されてしまうからだ。
- 自分の感情を決して他人に知られてはならない。もし知られたら、自分の感じ方は間違っていると言われるだけだ。「たかが足の指が折れたくらいで赤ん坊みたいに泣くんじゃない」とか「見ていたけど、あんな出来事は、たいしたことじゃないよ」という具合に。
- 自分のニーズを決して他人に伝えてはならない。自分のニーズより家族のニーズのほうがはるかに重要だ。自分のニーズを伝えても無視されるか却下されるだけだ。

子どもが何かをうまくやり遂げたときにその達成感を否定したり、将来に向けての夢や向上心を踏みにじったりする行為も心理的な見捨てられ感を植え付けます。明らかな見捨て行為には見えませんが、トラウマとなる危険性は十分にあります。例をいくつかあげてみましょう。

- 工事現場で働く父親が息子に怒りをぶつけます。「医学部に行きたいだって？　お前は俺よりも立派な人間だと心のなかで思ってるんだろ！」

- 競泳部でがんばる娘に対して起業家の母親が言います。「泳ぎの練習ばかりに一生懸命になってるけど将来どうするつもり？　水泳なんかで生きていけるわけないでしょ！」
- シングルマザーが息子に言います。「学校の成績がよかったぐらいで偉そうにしないでよ。私にほめてほしいわけ？　ほめてほしければ放課後にアルバイトでもして家にお金を入れてちょうだい！」

　自分の夢と子どもの人生を重ねたり、自分の自尊心を補うために子どもを利用したりするのも、心理的な見捨てられ感を子どもに植え付けます。親子間の境界線という概念が希薄な親に多いケースです。「あなたたちがいい子にしていれば、お母さんはいつもイライラしたり怒鳴ったりしなくて済むのよ！」といった具合に、自分の感情や行為をすべて子どものせいにしようとする言動も境界線を踏み超えたものです。「今夜はカジノへ出かけてくるから、いい子にしててね。夕食作りはあなたにまかせたわよ。弟たちの分もお願いね」と子どもを大人扱いするこんな行為も見捨てられ感を醸成します。

　親子間での多種多様な見捨て行為をあげてきました。依存症者の家庭では複数の見捨て行為が見られるのが普通です。見捨て行為は子どもの心を著しく傷つけます。繰り返されればトラウマになります。ひどい生い立ちを経験したあるクライアントは私にこう言いました。「常に親に見捨てられている感じがしていました。というより子どもらしく扱われたことなど一度もありませんでした」。

身体的・性的虐待によるトラウマ

依存症者のいる家庭の子どもは身体的・性的虐待を受ける危険性が顕著に高いことは、児童福祉局からも過去に繰り返し警告が発せられています。私もスティーブン・バッキー博士とサンドラ・パディラ博士の協力を得て、アルコール依存症者のいる家庭において虐待される子どもの状況調査をしたところ、依存症者のいない家庭に比べ、父親による虐待が一〇倍、母親による虐待が四倍、兄弟姉妹による虐待が二倍という結果が出ました。さらに女児が性的虐待を受ける危険性が二倍になることもわかりました。加害者は家族メンバーの場合もそうでない場合もあります。私自身の臨床経験から推察すると、ひとりの子どもが一定期間の間に複数の家族メンバーから虐待されるケースが多いようです。

プロセス依存の家庭における子どもの虐待状況については明らかなデータがまだありませんが、ほぼ似たような数字が出るのではないかと感じています。

依存症者のいる家庭での虐待状況についてまとめてみましょう。

殺害といった究極の虐待ケースはそれほど多くないかもしれませんが、殴る、蹴る、平手打ち、突き飛ばす、つねる、壁に押し付けるといった身体的虐待は日常的に起きていると考えられます。躾けたり叱ったりする行為が虐待に発展する場合もあります。片足で一〇分立っていろと命令し両足が床についたら叩くといったケースや、寒い夜に「しばらく外で頭を冷やしてきなさい！」と子どもを家の外に出した後、酔いつぶれてしまい一晩中子どもを家に入れなかったケースなどの度が過ぎる罰は、子どもを普通に叱ったつもりがエスカレートして虐待行為となった例です。何も悪いことをしていないのに、親の気分次第で叱られる子どもも心に深い傷を負います。

性的虐待には体を触るといった明らかなケースとそうでない場合があります。後者の例としては、子どもの体について性的なコメントを言って恥ずかしい思いをさせる、「尻軽女、あばずれ」など性的な意味を含んだ悪口を言う、生々しい性的なジョークや風刺を言う、ポルノ雑誌を子どもに見せるなどがあげられます。一三歳の娘に向かって「お前は可愛いなぁ。お父さんがお前の齢だったら絶対に口説いてるよ」というのも性的虐待に当たります。

虐待が日常化してくると被害者は虐待を肯定したり矮小化したりします。一六歳のカイリーは私に言いました。「母親に殴られたけど、あれは虐待ではありません。母親だって、まさか私のあごの骨が折れるなんて思いもしなかったはずですから」。

両方の親が依存症の場合、子どもが身体的・性的虐待を受ける危険性は片方の親だけが依存症の場合よりもはるかに高くなります。

祭日・誕生日・記念日・卒業式・祝い事のある日は虐待の被害が深刻になります。お祝いが台無しにされたり、行われなかったり、いい加減に行われたりします。あるクライアントは私に言いました。「クリスマスの朝、プレゼントを楽しみにベッドから起きてみると家には誰もいません。両親は一晩中出かけてまだ帰ってきていない。そしてこう思うのです。きっと僕が昨日何か悪いことをしたからだ。そんなクリスマスの朝を何度味わったかもう覚えていません」。

依存症者が虐待者である場合、必ずしも酔っていたり、薬物でハイになっていたり、嗜癖行為に耽っているときに虐待行為が起こるとは限りません。酒を飲んでいないときや、クスリを使っていないときにだけ子どもを虐待する親もいました。こういった状況下では、「自分の親は冷静に考えはっきりとした意志を持って私を虐待しているのだ」と考えるので、その子どもはより大きなダメージを受けます。

依存症家庭において子どもの虐待が発覚すると、まず依存症者が虐待者だと疑われます。ところが依存症でないほうの親や兄弟姉妹が虐待者であるケースも珍しくないことも知っておいてください。

依存症が家族全体を蝕むように虐待も家族全体の問題となります。親から虐待を受けた子どもがほかの家族メンバーを虐待し始めるケースを仕事のなかでたくさん見てきました。虐待された子どもが弟や妹を虐待する場合が多いようです。

子どもの一人がターゲットにされて集中的に虐待を受ける場合もあります。ターゲットの選び方はさまざまです。子どもたちのなかから自分と一番よく似た子を無意識に選び出し、集中的に虐待しコントロールする親もいれば、配偶者と一番よく似た子をターゲットとして選び、虐待行為のなかでその配偶者に対する敵意を顕わにする親もいます。一番大人しい子どもがただ虐待しやすいという理由で選ばれるときもあれば、意志の強い反抗的な子どもを選び、その鼻っ柱をくじくために虐待する親もいます。

虐待の被害にあう子どもの特徴についてまとめておきましょう。

- 親から注目されず愛情に飢えている子どもは、友達のようにやさしい態度で近寄ってくる大人に引き寄せられ、虐待のターゲットにされる可能性が高いです。
- 虐待されたことを他人に話さない子どもが多いです。否認と嘘だらけの病んだ家族のなかで生活しているので、虐待されたことを言っても信じてもらえないか、言っても無駄だと思っています。家族内の機能不全性や虐待に対し無力感を覚え、希望を失くしているので、助けを求めれば健全な大人が助けてくれるとは思わないのです。

- 家族関係のあらゆる側面が機能不全に陥っているので、自分に起きたことや、自分が感じたことが正しいと信じられません。
- すでにトラウマを抱えてしまっている子どもは自分の感情を感じられません。感性や直感が麻痺しているので助けを求める行動が起こせません。
- 家族内での人間関係が破綻しているため、お互いの境界線を守り合う健全で普通な人間関係がどんなものかわかりません。
- 家族全員がすでに羞恥心でいっぱいなので、これ以上恥の上塗りをするようなことが起きてほしくないという気持ちが強いです。

依存症者のいる家庭でキャロリーナは虐待を受けながら育ちました。彼女はその頃の様子をこう語ります。

私が小さかった頃、家のダイニングルームの壁に勝手に絵を描いてしまいました。お部屋を可愛くしたくて、お気に入りのクレヨンを使いました。それを見つけた時、母親はひどく動揺して、私はその日一日中、何も食べさせてもらえず、お風呂もなしで、家から出してもらえませんでした。家に帰った父親から体罰を受けるまで、母は私を部屋に閉じ込めました。父の体罰はいつも皮ベルトを使った鞭打ちでした。実際に自分が叩かれている時の記憶はありませんが、父が帰ってくるまで鞭打ちを怖れながら一日中部屋で震えていたことをはっきりと覚えています。待っている間に必死で祈りながら神様と取引をしました。叩かれるのは仕方ないけど、今回は手で一回叩かれるだけで許してもらえますようにとか、ゆるめに叩いてもらえますようにとかを祈りました。これらの祈りはまったく叶えられませんでした。父の鞭打ちは酒に酔うほどにどんどん強さを増し、完全に常軌を逸していました。

小さいながらもキャロリーナはすでに取引をすること学んでいます。日常的に虐待されていた彼女には逃げ道もなく、神様と取引をしても無駄だという無力感も覚えていました。父親からの理不尽な虐待は本当に無慈悲なものでした。ですから彼女は聞く耳を持たない父親ではなく神様を取引の相手に選んだのでしょう。成長し、家を出て自立したキャロリーナは、「自分を押し通し戦い続けなければ、死ぬまで被害者として惨めな人生を送ることになる」という人生観を持つようになります。

虐待と目撃因子

燃えさかる高いビルの窓から飛び降りる人を見てしまうなど、誰かが悲惨な状態にあるのを目撃してしまうことは、それ自体がトラウマ的な経験となります。ですから虐待行為を目撃することも、それ自体、重度なトラウマを引き起こす原因となります。虐待行為が家族のなかで行われ、その虐待行為に対して自分が無力である場合は最悪なケースとなります。

目撃因子と呼ばれるこの現象が初めて認識されたのは一八四〇年代です。軍事関係の研究分野で心臓神経症（Soldier's Heart）や戦争神経症（Shell Shock）と呼ばれていました。最近では心的外傷後ストレス障害（Post

Traumatic Stress Disorder：PTSD）と総称されています。

トラウマ障害において、この目撃因子はきわめて重要です。ベトナム戦争中に行われたアメリカ軍の調査によると、同じ戦場で同じ戦闘体験をした兵士のグループのなかでは、実際に負傷した兵士よりも無傷で生還した兵士のほうがＰＴＳＤの発生率が高いことがわかりました。つまり実際に戦闘で負傷するよりも、誰かが負傷する光景を目撃することのほうがトラウマを誘発する危険度が高いということです。実際に悲惨な目にあっている人よりも、その悲惨な光景を目撃する人のほうが強度なトラウマ的体験をすることがわかったのです。

家族の誰かが繰り返し虐待されているのを見ている子どもを想定したとき、その子どもは直接虐待を受けていないけれども、目撃するたびに強い生存者罪悪感（Survivor's Guilt）が湧きあがり、悲しみ、怖れ、絶望、怒りなどの感情で極度の苦しみを味わいます。時には自分が何とかして状況を変えなければという衝動にかられる子どももいますが、下手に介入して助けようとしても、まずうまくいきません。それどころか、自分が虐待される羽目になるでしょう。

実際に家族内で虐待現場を目撃してきた方の証言を二つ紹介しましょう。

クレイグ：それほど齢の離れていない姉が二人いました。二人とも学校の成績が芳しくなく、通信簿をもらってくる度に父親から叩かれていました。何度も思い切り叩くのでミミズ腫れした足から血が滴っていました。二人を守ってあげられない自分が情けなくて、罪悪感に押しつぶされていました。

スティーブン：父親はよく夜中の三時頃に酔っぱらって帰ってきては兄のラリーを虐待しました。ラリーをベッドから引っ張り出すと、「お前を男にしてやる！」と言いながら叩くのです。兄が怯えて泣きじゃくると鏡の前に連れて行き、「これが男らしい男の顔に見えるか！」となじりました。そしていつかは自分の番が来るという恐怖を感じながら私もベッドのなかで泣きじゃくりました。

依存症者のいる家庭では殺人、自殺、交通事故、火災、銃による事故、重篤なケガや病気などの発生率が平均より高く、当然ながら家族全員が目撃因子によるトラウマ障害の危険にさらされていることになります。

見過ごされるトラウマ、軽視されるトラウマ

依存症者を抱える家庭では頻繁に危機的状況が起きますが、その状況に対するほかの家族メンバーの後ろ向きな態度も子どもの心を傷つけます。困った事態が起きてもまったく無関心で積極的に解決しようとしない親に子どもは失望しトラウマを抱えます。

ダリーンは一五歳の時に学校の帰り道で近所の不良グループに捕まり、森のなかに引きずり込まれそうになりました。必死で彼らを振り切り家に逃げ帰ってきた彼女は、息を切らし涙ながらに母親にそのことを話します。マティーニを飲みながらテレビを見ていた母親は言いました。「大変だったわねぇ。でもね、男っていうのはそういう生き物なの。よくわかったでしょ。今、テレビがいい所だから、あっちに行っててちょうだい」。ダリーンはこの日、心に二つの傷を負わされました。ひとつは不良グループから、そしてもうひとつは

母親からです。

ジョナサンは七歳の時、友達のヘザーと一緒に学校から歩いて帰る途中事故にあいました。道路が凍りつくほど寒い日で、突然車がゆっくりと横滑りしながら二人のほうに突っ込んできました。車はヘザーに追突し彼女は道端に放り出され倒れこみます。まわりにいた人々がすぐに駆け寄ってきてヘザーの救助にあたりましたが、彼女は一時間後に運ばれた病院で亡くなります。この一連の出来事の間、誰ひとりジョナサンに注意を払いませんでした。轢かれた女の子の命を救うのが最優先なのは当然としても、友達が死んでゆく様子をただ茫然と見ていたジョナサンの心にも大きな痛手が残りました。ジョナサンが負った心の傷に気づいた人は誰もいませんでした。クラスメート、担任の先生、校長先生、両親、彼のまわりのすべての人々はヘザーと彼女の家族を哀れみます。事故を起こして悲嘆にくれる車の運転手でさえジョナサンの気持ちを察する気配はありませんでした。ジョナサンは思い切って両親に彼のつらい気持ちを打ち明けたことがあります。しかし彼の両親はマリファナを吸いながら、「お前は自分がどんなに幸運だったかわからないのか？　ひとつ間違えばお前が死んでいたんだぞ。傷ひとつ負わずに済んだことに感謝しなさい」と言っただけで終わりました。「友達のヘザーが死ぬところを目撃してしまった幼いジョナサン」の心の傷について初めて誰かが真剣に耳を傾けてくれたのは、事故から二〇年以上経った後、彼がうつ病の治療のために病院を訪れた時でした。

ドヤの親は薬物を乱用するので彼女にとって家は居心地のよくない場所でしたが、彼女は学校で人気があり多くの友達と楽しく過ごしていました。ところが家族がデンバーからジョージアに引っ越してからは状況が変わりました。ドヤの一家はアメリカ先住民です。新しい学校では先住民系アメリカ人はドヤだけだったので、すぐにいじめが始まりました。毎日のように馬鹿にされたり、からかわれたりとつらい日々が続きます。お酒と覚醒剤に溺れながら日々の暮らしに手一杯の両親は、いじめに気がついても彼女の心の痛みには気を配ろうとはしません。「白人ってのはろくでもない連中だ」とか「親戚のジャック叔父とジェローム叔父を覚えているか？　白人は彼らを二人とも刑務所に入れちまった。お前もタフでなければ生きていけないぞ」などと言うばかりでした。

ケビンは脳性麻痺で生まれました。明晰な頭脳と旺盛な探求心の持ち主で上半身はまったく正常でしたが、中学二年生になるまでは何度も足の手術を受けなければならず、入退院を繰り返しました。彼が入院している間、彼の母親はよく病院に見舞いに来ていましたが、座って泣いてばかりいるのです。泣いている原因はギャンブル狂いでアルコール依存症の父親でした。ケビンはカウンセリングのなかで当時の様子を振り返り、病院の看護師や職員さんたちにとても好感を持ったこと、父親は一度も見舞いに来なかったこと、そばにいた母親から励まされたり慰められたりしたことは一度もなかったことを思い出しました。「母親は見舞いではなく父親から逃げるために病院に来ていたのかも知れない。私が病院にいる時に安心感を覚えたいちばんの理由は父親がそばにいなかったからです。母親がそばにいたからではなく、安全な職員さんたちがまわりにいたからです」と彼は語りました。

誰でも子ども時代に心の傷を負ったり問題にぶつかったりします。親が子どもをすべてのことから守ることはもちろん不可能です。しかし親であれば傷ついてしまった子どもの心のケアはできるはずです。依存症者のいる家庭にトラウマに対して精神的に脆弱な子どもが多いのは、子どもに対する心のケアが十分に行われていないからなのです。

トラウマによる依存症の誘発

ここまでは依存症が原因で起こるトラウマについて述べてきました。ここからはトラウマが原因で依存症が発症する仕組みについて考えたいと思います。まるで栄養不足が感染症を誘発するように、トラウマの影響を受けた脳は依存症を招きよせます。

トラウマを抱えた人が心の痛みを一時的に癒すために、依存性薬物や嗜癖行動に走りやすいことはよく知られています。身体的な痛みを抑えるために鎮痛剤を服用していた人が、回復してからも服用を止められず処方薬依存に陥るのも同じ仕組みです。

「子ども時代の有害な体験に関する研究」は一九九〇年代半ばにスタートした画期的な調査で、米国疾病予防管理センター（Centers for Disease Control and Prevention：CDC）を通じて現在に至るまで長期にわたり続けられています。調査結果のなかで、子ども時代に有害な体験をした回数が多い人ほど、以下のような結果に至る危険性が高いと報告されています。

- 飲酒開始年齢が早まる。
- アルコール乱用の危険が高まる。
- 処方薬・違法薬物を乱用する。
- 薬物依存やその他のアディクションに陥る。

しかしながら、ここで脆弱性（病気を回避する能力の低下）と必然性の違いもしっかり強調しておきたいと思います。気温が六度のときに上着を着ないで外を歩き回れば、しっかりと上着を着ている人より、風邪のウイルスに感染する危険が高まりますが、くしゃみひとつせず平気な人もいます。つまりトラウマを抱えていると自覚しているなら、自分の状態に気を配ることです。依存症の兆候に気づいたときはすぐに対処してください。

トラウマと依存症のサイクル

先に述べたように依存症はトラウマを生み出し、そしてトラウマは依存症を誘発します。必然的なフィードバックメカニズムにより悪循環が形成され、終わることなきトラウマと依存症のサイクルが始まります。では実際の例を見てゆきましょう。

ブレント

ブレントは非常に厳格な父親の下で育ちました。ブレントがどんなにがんばっても父親は決して満足しません。それどころか、成績が優秀でスポーツ万能な二人の兄といつも比べられてつらい思いをしていました（**トラウマ**）。勉強があまり得意でない彼は毎日のように父親から「バカで怠け者」となじられていました（**トラウマ**）。二十歳を過ぎてからわかるのですが、ブレントは学習障害を持っていたのです。母親は全国各地を回っているプロの歌手なのでいつも忙しく、ブレントにかまっている暇はありませんでした（**トラウマ**）。彼の家では子育ては父親の役割でした。高校生になった彼は悪い仲間と付き合うようになり、酒やマリファナに耽り始めます（**薬物で自己治療**）。親の目を気にせず好き勝手にやっている連中と一緒にいるとブレントは安心感を覚えました。二五歳になる頃にはブレントはお酒と処方薬が手放せなくなっていました（**依存症**）。ある晩、友人ギャリーを車に乗せて彼の家から自宅へ向かう途中、凍った路面で車がスピンを起こしました。かなりビールを飲んでいたブレントはうまく車のハンドルをコントロールできず、二人を乗せた車は道路脇の深い溝に突っ込みます。ギャリーは両足を骨折する重傷を負い（**トラウマ**）、ブレント自身も重度の脳損傷を負います（**トラウマ**）。事故後の治療で処方された鎮痛剤によってブレントの薬物依存はさらに悪化してゆきました（**依存症**）。

ジェナ

ジェナは一四歳の時、三人の男にレイプされます（**トラウマ**）。両親は警察に通報し対応しましたが、恥辱感と恐怖に怯えきったジェナはショックのため、ほとんど口がきけませんでした。この事件の直後からジェナは学校をさぼりがちになります。一五歳になると手首を切る自傷行為が始まりました。一六歳で処方薬、一八歳で覚醒剤と問題はさらに悪化します（**依存症**）。二〇歳の頃には、彼女の友人は皆クスリを使う人ばかりでした。二一歳の誕生日にジェナのボーイフレンドはクスリを手に入れるために彼女を売人に売り渡し、セックスを強要しました（**トラウマ**）。

キム

キムはアルコール依存症の父親と厳しい母親の下で育ちました（**トラウマ**）。幼稚園の頃から母親は彼女の体型のことばかり気にするようになります。彼女が九歳の時、父親は専門病院で治療を受け断酒を始めました。その一カ月後に母親が長い間付き合っていた男性と一緒になるために家を去ります（**見捨て行為によるトラウマ**）。彼女の両親は離婚後、八カ月間、キムの親権をめぐり壮絶な争いを繰り広げました（**トラウマ**）。一四歳になったキムは太ることを極度に怖れるようになり、エクササイズにのめり込みます。ジャンクフードをお腹いっぱい詰め込んでから喉に指を突っ込んで吐く過食嘔吐も時々するようになりました（**神経性大食症**）。そしてオピオイド系処方薬とアルコールを乱用しながら飲み歩くようになります（**依存症**）。ある晩、パーティーで酔いつぶれた彼女は数人の男性にレイプされ（**トラウマ**）、さらにその様子を動画にとられてインターネットで拡散されてしまいます（**トラウマ**）。ひどく傷ついたキムは自分を責めるあまり両親に助けを求めることができませんでした。悪化の一途をたどるアルコールと薬物乱用と食べ吐きの生活のなかで性暴力の被害もたび重なってゆきます（**トラウマ**）。二〇代半ばですっかりアルコールとヘロインにハマり（**依存症**）、三〇歳を過ぎた頃には自殺未遂を繰り返すようになっていました。

ジュリー、レオ、ブライス

一九九八年にジュリーは落馬で骨盤をひどく損傷します（**トラウマ**）。時間をかけて完治しましたが、医師から処方された鎮痛剤オキシコドンに依存するようになってしまいました（**依存症**）。二〇〇一年九月一一日、ニューヨークで消防士をしていたジュリーの夫はテロ攻撃を受けた貿易センタービルに飛び込んだまま消息を絶ちました。彼の遺体は確認されないまま現在に至っています**（トラウマ）**。突然夫を亡くしたジュリーは、やはり心に深い傷を負った七歳と九歳の二人の息子を抱え、毎晩お酒を飲むようになりました**（依存症）**。子どもたちもテロ攻撃で父親を失ったショックから立ちなおっておらず、この母親の変化には気がつかなかったようです。年月が経ちアルコールと処方薬の乱用の止まらないジュリーは日中はベッドで過ごすことが多くなり**（依存症）**、精神的にも不安定になります。子どもたちも母親にあまり頼らずに生活するようになり、それがまたさらにジュリーの自堕落な生活を助長しました**（依存症）**。長男のレオが一五歳になった頃、ジュリーの感情の起伏はさらに激しくなり、ひどく落ち込んだり、いきなり躁状態になったり、怒りっぽくなったり、ひきこもってしまったりと手に負えなくなります。衣食住は提供できていましたが、それ以外の健全な子育てができる精神状態ではありませんでした**（見捨て行為によるトラウマ）**。そんな状況のなかでレオは学校生活に何とか活路を見出します。次男のブライスは次第にひきこもりがちになり自室でインターネットをしたりコンピュータゲームに熱中したりするようになります。数年後、医師の介入により依存症治療につながったジュリーは回復が進むにつれ、だんだんとまわりの状況が見えてきました。そこで見たものは責任感のある大学生に成長した長男とゲーム依存とポルノ依存に苦しむ次男の二人の姿でした**（依存症）**。

まとめ

この章のなかで皆さんにぜひ覚えておいていただきたいことをまとめておきます。

1　トラウマの原因は災害、身体的危害、性的虐待だけではない。これらは話題性があり、わかりやすい例なので目立ちやすいが、ほかにもたくさんのトラウマ要因がある。

2　依存症者のいる家庭では、そうでない場合より、身体的・性的虐待の起こる危険性が高いのは確かだが、日常的な見捨て行為などの些細なトラウマ要因も見逃してはならない。

3　トラウマと依存症は相互作用のなかでお互いを憎悪させてゆく。この二つは共存することをカウンセラーは常に頭に入れておかねばならない。

4　どんなに深いトラウマも、どんなに重篤な依存症も回復の方法はある。この二つは関係性が深いので同時に治療するのが望ましい。

この章を読んでいて、自分に起きた過去の出来事を強く想起させられたなら、まず気持ちを落ち着かせてください。時間がかかるかもしれません。ここでちょっとの間、この本を置き、呼吸を整えてセルフケアをしてみることをお勧めします。

第4章

トラウマ反応の分類

トラウマ障害から回復するためには、トラウマが原因で起きている心身の反応を知った上で、以下の四つのことを覚えておく必要があります。

- 生まれつきの障害ではなく治療が可能であること。
- 欠点や短所ではないので、他人に裁かれたり自分を責めたりする必要はないこと。
- 人間的弱さや人格とは無関係であること。
- 精神の異常をきたす心配はないこと。

それらの症状は心が傷つけられて起きた心身の反応に過ぎないのです。

トラウマと向き合い、忍耐強く適切な治療とケアを続け、回復プログラムを実践することでトラウマ障害は完治します。この本を読んでいるあなたは回復への第一歩を踏み出しているのです。

トラウマ反応の概要

この章ではまずいろいろなタイプのトラウマ反応について学びます。それらの特徴を一つひとつ注意深く読んでください。その際に、自分の心や体の反応にできるだけ気を配り、自分の体験と重なるものがあったらノートに書き留めておいてください。どんな状況でそれが起こり、自分の人生にどんな影響を与えたかを記録しておいてください。本書を読み進めてゆく過程で、その記録はあなた自身の回復に大きな効果を発揮します。

トラウマ的な出来事が起きた時点または直後、当事者のほとんどは圧倒的な強い恐怖を感じます。しかし短期的反応として現れる情動は恐怖感だけではなく、いろいろなタイプがあり、当事者に現れる反応の種類や数にも個人差があります。

単発の大きな出来事、たとえば洪水で家が流されてしまったというようなケースでは、物理的な状況の改善とともに安心感が戻り、身体に備わっている自然な治癒力が働くことによりトラウマ反応は消えてゆきます。しかし、トラウマ的出来事が繰り返し起こるような状況、たとえば内戦状態の国や依存症者のいる家庭に住んでいる場合には自然治癒は期待できず、当事者のトラウマ反応は継続します。ではトラウマを受けた後、比較的すぐに現れる反応のタイプを見てゆきましょう。

極度な警戒心：トラウマ的な出来事を体験すると、人間は「いつもどこかに危険が潜んでいるはずだ」と感じるようになります。用心深く周囲を警戒し、すべての人や物事に不信感を持つようになります。これは次のトラウマ的事態への心の準備を無意識にしているのです。

過剰反応：トラウマ的な出来事を体験をした後、物事に異常に敏感になり、何でもないことに対して極度に怖れたり、不安になったり、怒ったり、パニックを起こしたりする症状です。ちょっとしたことに大げさに反応したり、大きな音や素早く動く物にビクッとしたりします。何かのきっかけでトラウマ的体験を想起させられると、すぐに極度な「戦うか逃げるかフリーズか」の反射的反応を起こします。当事者自身もなぜ自分がそれほど動揺してしまうのか理解できない場合も多くあります。

集中力の低下：トラウマを抱える人の多くは常に用心深く周囲の状況に気を配り、緊急の事態に気持ちを備えています。当然のことながらほかのことを考える時間や気持ちの余裕はなくなります。心は疲弊し、思考力、集中力、学習能力の低下を招きます。頭がすっきりとせず、物忘れが激しくなります。

極端な感情の表出：トラウマ的な事態が一段落した後にこみ上げてくる感情は怒り、怖れ、悲しみ、恥ずかしさなどです。それは人によっていろいろなかたちで現れます。突然何の前ぶれもなく恐怖感に襲われ動けなくなってしまったり、涙が止まらなくなったり、ひどくイライラしたり、急に怒り出したりします。自己不全感にとらわれたり、感情が極端に揺れ動いたりする人もいます。抑制のきかない自分自身の感情の動きに圧倒されてしまいます。

解離：危機的な事態のなかで、当事者が精神的に耐えがたい状況に置かれながらも、その場から離れることができないときに、当事者の心が身体から抜け出てしまう解離という反応が起きます。本人の精神が完全に現実から切り離されてしまう場合もあれば、もうひとりの自分が実際の自分の上に浮かんで上から見ているように感じる場合もあります。解離は対応不可能な危険や恐怖にさらされたときに起こる、その場を何とか生きて乗り切るための反射的な逃避行動の一種です。トラウマ的な出来事のなかでの解離は当事者がその場で錯乱するのを防ぐための防衛手段です。

トラウマ治療の専門家ベッセル・ヴァン・デア・コーク医師は著書『身体はトラウマを記録する——脳・心・体のつながりと回復のための手法』（紀伊國屋書店）〔*The Body Keeps the Score : Brain, Mind, and Body in the Healing of Trauma*〕のなかで、「トラウマ的状況のなかで精神的ダメージを大幅に軽減しながらも、身体的機能を温存させる点で、解離は優れて順応的な反応」と語っています。

解離反応を起こしている人は、出来事の記憶が部分的に飛んでしまうこともあります。本人は、少しの間、気を失っていたかのように感じるのですが、実際は出来事の間中はっきりと意識を保ち続けています。人間だけでなく、ほかの動物も日常的に解離を起こします。たとえば狼の群れに襲われている鹿は、精魂が尽き果て、もがくのを止める直前に目線が遠くなりボーっとした表情になります。極限状況のなかで自然に解離反応が起きるのです。これによって鹿は身体的苦痛から解放されます。

以下に書かれているのは、ある若い男性が過去に母親から性的虐待を受けている最中に経験した解離について語ったものです。

> 父はいつも外で酒を飲み歩いていたので、週末に母と家で二人きりになることがよくありました。ある時、母は私の前で酒を飲みながら、男と女の体の違いについて説明し始めました。それからストリップショーのように服を脱ぎ始め、「私の体を触りなさい」と私に

命令しました。その後、寝室に連れていかれて性行為を強要されました。頭はひどく混乱し、怖くて仕方がありませんでした。もしこのことが父親にバレたら絶対に私は殺される、おそらく母も殺されると確信していました。その時のことは今でもはっきりと覚えています。母との性的行為の間は体中が火照って火に包まれているようでした。耐えがたい苦しみのなかで私の意識が自分の身体から離れ始めたのです。そして完全に抜け出て、私と私の身体は別々な存在になりました。「これで安全だ」と感じ安心しました。まるで私だけ異次元の世界に抜け出たような感じです。私の意識が自分自身の体に戻ることができたのは、性行為が終わり、私の身体が自分の部屋に戻ってきた後でした。

物理的にその場から逃れられないときや相手に立ち向かうのが不可能な状況において、身体と心のつながりを断ってしまう解離は、自分の感情や精神を守るために必然的に起こる反応です。

フラッシュバックや侵入思考：トラウマ的な出来事は我々の爬虫類脳と身体に消えることのない刻印を残します。時間の感覚を持たないこれらの部分にとって感じることのすべては「現実」ですから、刻印はトラウマ的出来事の追体験という形で、当事者の意識に繰り返し現れます。これはフラッシュバックとも呼ばれ、五感を通して出来事の一部を再び体験する症状です。出来事の光景や音、味、臭い、皮膚感覚が意識のなかにはっきりと蘇ります。

フラッシュバックは何の前ぶれもなく突然に、就寝時も含めいつでも起こります。実際の出来事よりも繰り返し起こるフラッシュバックによって精神的ダメージが大きくなり疲弊してしまうことも珍しくありません。強烈なフラッシュバックが繰り返されるなかで、実際の生活の現実味が薄れ、人生が楽しくなくなったり、仕事が手につかなくなったりすると、日常生活が立ち行かなくなります。

フラッシュバックはその出来事を思い起こさせるような人物が引き金となって起きる場合が多いのですが、本人がそれに気がついていないときもあります。

睡眠障害や悪夢：上記の数々のトラウマ反応の多くは当然のごとく睡眠障害を伴います。まともな思考ができず警戒心が極度に高くなっているときに安眠はできません。寝たと思った途端、フラッシュバックで悪い夢を見て起きてしまうこともあります。

飲酒、薬物、嗜癖行動への欲求が高まる：トラウマが引き起こす精神的な苦痛を日常的に感じる人の多くはアルコール、マリファナ、鎮痛剤、コカイン、ヘロイン等の薬物を使ってその痛みを和らげようとします。食べ物、セックス、仕事、インターネット、ギャンブル、ポルノ、買い物、コンピューターゲーム、スマホといった嗜癖行動に走る場合もあります。慢性的な痛みを抱えた人が、その根治方法を知らない場合、一時的な対症療法にのめり込むのは当然の帰結です。

否認：トラウマ的な出来事が起きたときに「自分は精神的な影響を何も受けていない」と考えるのは否認です。他人や自分自身をごまかして痛みを回避しようとする反応です。トラウマの否認は薬物依存や嗜癖行動につながります。

遅発性トラウマ反応

トラウマ反応は、トラウマ的な出来事が起きてからある程度の期間を経た後で現れることも多く、時には何週間や何カ月も経ってから現れるので本人もその関連性に気づかない場合があります。心療内科の専門家でさえその因果関係を見落としがちです。以下にこれら遅発性トラウマ反応のリストをあげます。患者がこれらの反応を示しているようなとき、有能な精神科医はまず患者の過去を遡りトラウマの有無を確認します。

柔軟性の欠如と回避行動：まわりのすべてのことに対して長期的なフリーズ反応を起こし、新しいことや自分がわからないことにまったく対応できなくなります。意外なことや予期せぬことが起きると、それがどんな小さなことであっても恐怖心が湧きあがってきます。常に自分がまわりの状況を完全にコントロールしないと気が済まなくなり、必然的に世界が狭くなります。

人間関係というものにはコントロールできない部分があり、予期せぬことが必ず起こります。ですからトラウマを抱えた人のなかには予期せぬことが起きて自分が傷つくのを怖れるあまり、他人と仲良くなったり親密になったりできなくなってしまう人が少なからずいるのです。

短命や死への怖れ：トラウマは未来を信じる力を奪います。トラウマを抱えた人は将来に希望が持てなくなったり、自分の限界を決めてしまったり、自分は早死にするという妄想に取りつかれたりします。「私は三〇歳になる前に死ぬと思う」と言ったある女性は身体的には健康そのものでしたが、幼い頃に性的虐待を受け一九歳の時にレイプ被害にあっています。

自分は他人と同じような平凡な人生は絶対に送れないと思い込む場合もあります。学校で知識を身につけること、素敵な異性関係を楽しむこと、やりがいのある仕事でキャリアを積むことなどにまったく現実的な興味を感じられなくなってしまうのです。

感情の麻痺：トラウマを抱えた人の多くは自分の感情がコントロールできなくなる経験をし、それに苦しみます。その結果、うれしい気持ちも含めたすべての感情に対して警戒感を抱き、自然な感情の起伏に対しても自分が正気を失っているように感じ始めます。最後には自分の感情とそれに伴う身体感覚をすべて抑圧し、心を麻痺させてしまいます。何が起きてもまったく感情を示さなくなります。

依存症者のいる家庭では「感情を感じるな」という暗黙のルールがあります。感情を表に出すことが危険で無意味なことだからです。怖れ、悲しみ、怒り、不安、恐怖などの感情は、本来は、同じ苦痛が繰り返されないように心が発信する健全なシグナルです。しかし依存症者のいる家庭では、トラウマ的な事態が延々と繰り返されるので、お互いの気持ちやニーズにまったく関心がなくなり、精神が疲弊してしまいます。そうなると自分自身の感情から逃避し麻痺状態に逃げ込むしか方法はありません。

自分で自分に植え付ける無力感と被害者意識：トラウマ的な体験は、逃げ道のない絶望感や無力感を感じる体験と言い換えてもよいでしょう。被害者の多くはその体験を下敷きにしていくつかの確固たる考えを持つようになります。

- 自分の人生に選択肢はないという感覚
- いつも自分は絶望的に無力であるという思い込み
- 自分はいつも被害者だった、そしてこれからもずっと被害者であり続けるのだという思い込み
- 将来に希望を持っても無駄だという感覚

これらの信念は、予言の自己成就という形で現実のものとなります。トラウマを抱えた人は往々にして、選択をしたり、決断をしたり、リスクを背負ったり、目標に向かって努力をしたり、自分の意向を他人に伝えたりしないで、こぢんまりと生きようとします。他人を虐げる性向のある人はこのタイプの人間を決して見逃しません。すぐに狙われて罠にはめられます。

被害者意識の強い人は他人の頼みを断れず、他人のために自分が無理をします。他人との境界線を引けない人が多く、自分にも選択肢があるのだという考えができません。

他人の犠牲になるタイプの人は、自分の心の痛みに鈍感で、他人から不当な扱いを受けたり傷つけられたりしても割と平気でいます。自分を言いくるめるのが得意で、ひどいことが起きてもまるで何事もなかったように否認します。もし自分の言い分を相手に伝えたら、さらに事態は悪化するという怖れが強いのです。

繰り返し起こる虐待を止めるのが不可能なとき、被害者は相手に逆らわずに屈服したほうが被害が小さくて済むと信じるようになりますが、残念ながらほとんどの場合、さらに被害は大きくなります。

自傷行為：意外に思われるかもしれませんが、トラウマ反応として自傷行為をする人もかなりいます。ほとんどの場合一～二回やっておさまりますが、トラウマ被害者のなかには強迫的な自傷行為を長期間続ける人もいます。この衝動は理屈に合わない感じがします。なぜ苦痛から逃れるためにさらに苦痛をともなう行為をするのか。しかし、この行為は理にかなっているのです。自傷行為は解離症状によって本人に解放感や安堵感を与えるので、怒り、不安、悲しみ、恥ずかしい気持ちなど不快な感情を抑える効果があるのです。トラウマの被害にあったある女性が自傷行為について語ってくれました。

自傷行為について、いつも皆が知りたがるのは、いったいどんな感じがするのかってことでしょ。肌を切ると最初はチクっとする。流れ出る血を見ながら、やってはいけないことをまた性懲りもなくやってしまったと思って、心臓がドキドキしてくるわ。それからトランス状態がきて恍惚感に浸れる。たまらない感覚よ。肌の上についた真っ赤な筋を見てると、地図の上で高速道路をなぞって行き先を確かめている時みたい。言葉にするとしたら、甘く素敵な解放感とでも言ったらいいかしら。小さな子どもが握っている風船がその子の手から離れて空に舞い上がっていく感じ。少しの間だけ人生のつらさからすべて解放されるのよ。

トラウマに起因する自傷行為のなかでもっとも多いのは肌を「切る」行為と「焼く」行為ですが、皮膚をつねり続けるといったものや、粉末のガラスを飲むなど極端なケースもあります。自傷の衝動に駆られるタイプの人は上手に隠れてそれをやることに長けている場合が多いです。

精神活動の区分けと秘密主義：私たちの日常生活はいろいろな部分に分かれています。物事に集中して作業したり議論したりするときには、ほかのことへの感情はすべて頭のなかの別の場所にしまっておきます。こうすることによって私たちは生産的な秩序のある生活が営めるのです。精神活動を区分けすることによって、たとえば朝ご飯を食べながら妻と口論し、結論の出ないまま職場に行っても、そこで一日仕事に集中することができます。そして夕方帰宅してから、「今朝、君と話し合っていた問題について、いい考えが浮かんだよ」と再び議論を交わすことができるのです。

トラウマ被害者の場合、この精神活動の区分けが極端で強迫的になります。あなたが一二歳の子どもだったとします。毎晩、両親が大声で喧嘩をするのをベッドで聞きながら眠りについています。そんなあなたは翌朝学校に行く時には、前夜の両親の喧嘩のことは完全に頭のなかの別の場所にしまい込めるようになります。そしてコカインでハイになった父親に本物の銃を突き付けられて恐怖を感じても、そのすぐ後に、その感情を別の場所にしまい込み何食わぬ顔で夕食を食べたり宿題をしたりすることができるようになります。つらい出来事を次々にしまい込むことを覚えたあなたは、「家のなかは狂っていても、こうすれば外ではうまくやっていけるぞ」と安心します。

ところが自分の身を守るために仕方なく身につけた対処法が、時間とともに習慣的で病的な否認へと姿を変えます。二人の違った自分を同時に生きることが始まります。はたから見ると幸せで安定した人生を送っている自分と、ひとりになると孤独で惨めな自分です。この傾向に拍車がかかってくるといずれは何らかの依存症に陥る危険が増大します。私のクライアントのなかにもそんな人がたくさんいました。誰の目から見ても普通の人生、時には模範的な人生を送っている人が、実は強迫的ギャンブラーだったり、コンピューターゲームやポルノに狂っていたりするのです。二つの世界を同時に生きる達人になっているのでまわりの人々はまったく気がつきません。

ダニエル：私は二つ以上の世界を同時に生きる達人でした。家庭と仕事と秘密のセックスライフです。秘密の部分とそれ以外の生活を完璧に分けて生きることができました。上手に嘘をついていたので妻や同僚たちに気づかれることはありえないと固く信じていました。子どもの頃から二つ以上の世界を生きてきました。家は自分にとって怖い場所でしたが、性的な妄想に耽ることによってその恐怖から逃避することを覚えました。その後は学校生活に没頭して自分の感情をごまかしてきました。子どもの頃から自然に二つの異なる世界を生きていたのです。

パティ：毎朝家を出て一日が始まると、見えない境界線の反対側にいる感じがしました。外で私がやっていることが自分の家庭に影響を及ぼすとは夢にも思いませんでした。本当にそう信じていたのです。

リスクの高い危険な状況に吸い寄せられる：トラウマ被害者のなかにはトラウマの原因となった過去の出来事と同じような状況に吸い寄せられる人がいます。過去の間違いを修正し、その当時にできなかったことを実現させたいという気持ちが無意識に働いているのかもしれません。過去の悲惨な出来事を振り返り、コントロールを自分に取り戻そうとする象徴的な行為なのです。

それとは違い、心のコンパスが単に興奮を求めている場合もあります。慢性的に繰り返される有害な状況がトラウマの要因となった人に多いケースです。迫りくる危険を乗り切るときのエキサイトした気持ちに酔いしれたいのです。感情が常に麻痺状態にあるトラウマ被害者はトラウマ的状況のなかにいるときにだけ血が騒ぎ心が躍るようになってしまうのです。健全な人にとって安全を求めるのは当たり前なことですが、多くのトラウマ被害者の心は危険な状況に吸い寄せられてしまうのです。

歪んだ強い怒りの感情：他人に利用されたり、裏切られたり、暴力を受けたり、脅されたり、不当な扱いを受けたりすれば、怒りの感情が出るのは当然です。怒ることによって目の前の障害を乗り越えるためのエネルギーが湧きあがり、自分を守るための考えや行動を貫くことができます。怒りは勝算の少ない状況のなかでがんばる力を与えてくれます。ですから多くのトラウマ反応のベースに怒りの感情があるのは当然のことなのです。

ところがトラウマ被害者のなかにはこの怒りの感情に取りつかれてしまい、何でもない出来事や状況に対してまるで命が脅かされているかのごとく激怒する人が出てきます。こうした「激怒」という感情は普通の怒りの感情とは異なり、蓄積された屈辱感、恥辱感、怖れを背景にして感情が爆発する行為です。激怒している本人はこれらの感情に気づいてはいません。誰かがちょっと顔をしかめただけで、高速道路で追い抜かされただけで、「申し訳ありません。チキンライススープは売り切れてしまいました」と店員に言われただけで怒りを爆発させます。まるで灯油缶と火のついたマッチを手に持ちながら、眼についたモノには容赦なく火をつけて回る人のようです。

トラウマ反応としての歪んだ怒りの感情には次の三つの側面があります。

1 **興奮性が高くなる**：トラウマ的な出来事が連続して起こるようになると警戒心が高まり用心深くなります。常に緊張してイライラし、張り詰めた気持ちがおさまりません。危険を察知しようといつもまわりを監視し、ちょっとしたことで興奮しやすくなります。慢性化した虐待がトラウマの原因である人に多いケースです。

2 **抑制できない怒りが習慣的になる**：いったん怒ると抑制が効かなくなります。どんな些細なことに対しても自分を守るために怒ることが習慣化します。

3　非現実的な思考や思い込みを持つ：どんな人でもこの世で生きてゆくためには確固たる世界観が必要です。トラウマの被害者の多くはこの世は脅威で満ちているという世界観を持ってしまいます。危険性や不確実性が病的に誇張されてしまうのです。

この三つの側面はお互いに強め合いながら、心の痛み－抑制の効かない攻撃性－混乱状態という悪循環を繰り返すようになります。実際の例をいくつかあげてみます。

サミュエルは退役軍人です。規則を守ることと使命を果たすことで幾多の戦場を生き延びてきました。現在彼は家で安全に暮らしていますが、軍隊時代のトラウマは癒されていません。彼の小さな子どもたちが夕食のテーブルで食べ物をちょっと粗末に扱っただけで突然怒りが爆発し激怒してしまいました。

クリスタルは支配的で厳しい母親に育てられました。家のルールをちょっとでも破ると罰として何度も叩かれました。大人になったクリスタルは約束よりも一〇分遅れて帰ってきた夫への怒りがおさまらなくなります。軽蔑的なひどい言葉を夫に浴びせ続けてしまいます。

サミュエルもクリスタルもどこからこの歪んだ怒りが湧き出てくるのか見当がつきません。おそらく二人とも激怒している最中に頭のなかで、なぜ自分はこれほど怒っているのだろうと疑問に思っていたはずです。激しい怒りの感情の下に隠れている未解決のトラウマに二人とも気づかなかったのです。

慢性的な身体の痛み：身体的虐待だけでなく心理的虐待も身体の痛みを引き起こします。前者は急性の痛みが多いのに対し、後者はしばしば慢性の痛みをもたらします。心理的虐待状況のなかで、恐怖、悲しみ、怒り、喪失感、恥辱感などさまざまな強い感情が身体に埋め込まれます。これらの埋め込まれた感情は放っておくと身体的痛みを引き起こします。首や背中の痛み、腰痛、頭痛、筋肉痛などが多いです。日常生活ができなくなったり、完全に動けなくなったりするほど強い痛みになる場合もあります。子ども時代のトラウマと慢性痛に関しては多くの研究報告があります。慢性痛と依存症治療のパイオニアであるメル・ポール医師は、慢性痛を訴える彼の患者全員が未治療のトラウマ体験を抱えていたと私に語りました。心理的虐待と身体的痛みの関係性については、身体的痛みを作り出す脳の領域がトラウマによる慢性的ストレス反応の影響を受けるのが原因という説が有力です。

身体的疾患：トラウマを治療しないで放置するとトラウマ反応が身体的疾患を引き起こします。特に遅発性トラウマ反応が長期にわたり続くと危険です。もっとも起こりやすいのは消化器系疾患と自己免疫疾患です。第3章でも取り上げた「子ども時代の有害体験」に関する研究はこの分野でも高い評価を受け、子ども時代のトラウマと成人病（糖尿病、心疾患、癌）の関係性を指摘しています。身体はその機能を限界まで酷使され続けると損傷し始めます。長期にわたりトラウマ反応を繰り返した身体はそのダメージから炎症と免疫機能低下を起こし、ほかの疾患を招きやすくなります。

慢性的な健康不安：長期的なトラウマ反応として現れる症状のひとつに自分の健康状態への異常な関心があります。実際に健康上の問題がある人にもない人にも現れるトラウマ反応です。主な症状を以下に掲げます。

- 本物の疾患であれ、潜在的なものであれ、頻繁に強迫的に病気の心配をする。

- 喉の痛みなどの軽い体の変調や通常の身体感覚を重大な疾患の兆候だと思い込む。
- エクササイズや庭いじりなど通常の活動で身体が重大なダメージを受けるのではないかと怖れる。
- おかしなところがないか常に身体の状態を気にしている。
- 医療機関を頻繁に訪れるが、安心するどころか余計に不安になる。
- 身の安全や健康について、いつも何かを怖れている。

大うつ病と気分変調症：抑うつ状態はいくつかの種類に分かれます。人は誰でも時には落ち込み、普通の気分でいる時間より悲しみや無力感を感じる時間のほうが長いときがあります。これは臨床的な抑うつ状態とまでは呼べませんが、通常の状態とも違う落ち込み具合です。カウンセリングの世界では**「落ち込み」**という言葉で記録しますが診断名ではありません。

トラウマ的な出来事が起きたときに悲しみや無力感を感じるのは当たり前です。たとえば税務署から突然「五年前の申告漏れが発覚したので三万ドルの追徴課税をします」と通知が来たら、誰でも絶望感を覚えて生きているのがいやになります。動揺してしばらく誰にも会いたくなくなるのが普通です。

しかし、この落ち込みは時間とともに回復します。数時間もしくは数日あれば気を取りなおして先のことを考えられるようになります。

「落ち込み」と同様に**喪失感**というのも表面的には抑うつ状態に似ています。大切な何かを失ったとき、人は悲しみを覚えます。しかし時間とともにその悲しみは消えてゆきます。時には乗り越えるのに非常に長い時間が必要かもしれませんが、着実に出口に向かって進んでゆき、いつか傷は癒されます。ただ喪失感に対して適切な対処を怠った場合に本格的な抑うつ状態に移行するときもあります。

大うつ病は落ち込みや喪失感とは根本的に違います。すべてのことに対して悲観的な見方しかできなくなる状態です。自分に起きるすべてのことは悲しい結果に終わると感じています。常に精神的に奥深い悲壮感を抱えていたり、情緒が麻痺して何の感情も感じなかったりします。大うつ病は遺伝的要因の強い疾患ですが、環境的要因もその発症に関わることが指摘されています。繰り返される精神的ダメージや慢性的なストレス状態によるトラウマも危険因子のひとつです。極端に悲観的な親の下で育ったり、強い喪失感や不幸な出来事の繰り返しが起きたり、強い敗北感を繰り返し味わったりすると抑うつ発症の引き金になります。抑うつ状態に悩む多くのトラウマ被害者には遺伝的要因と環境的背景の両方が顕著に見られます。

抑うつ症状が大うつ病よりも軽度な場合を**気分変調症**と呼びます。生きる喜びの欠如や閉塞感、気力の衰えなどを訴えますが日常生活は何とか営める状態です。気分変調症は寛解と再発を繰り返すのが普通ですが、時には恒常的な抑うつ状態が固定してしまう場合もあります。大うつ病と比べ症状が微妙でわかりにくいため、トラウマ被害者のなかには気分変調症と知らずに長期間苦しむ人が意外に多いのです。人生はうまくいっているのに喜びや満足感が感じられないのは疾患の症状なのに、それが自分の普通の状態だと思い込んであきらめています。いつも何か物足りないような、何かが違うような不全感に煩わされています。

また、抑うつ疾患の種類にかかわらず重要な要素のひとつに自己嫌悪があります。抑うつ症状は自己嫌悪をもたらします。そして自己嫌悪（または自己否定感）がさらに抑うつを悪化させるという悪循環を生み出します。

抑うつ疾患はきちんと治療しないと長期化することが多く、何十年も苦しんでいる患者さんもおられます。トラウマ被害者の抑うつ症状はトラウマ反応である可能性が非常に高いことを覚えておいてください。なぜなら、トラウマ反応は抗うつ剤では治らないからです。

私が勝手に使っている「隠れうつ病」という言葉があります。抑うつ疾患と前述した「精神活動の区分け」が合併した多くの患者さんの状態を表わすのにぴったりな表現なのですが、正式な精神医学用語ではありません。精神活動を区分ける能力の高い人はうつ病でさえ隠し通してしまいます。長い間誰にも知られずに暮らしていけるのです。しかし、抑うつ疾患とトラウマは治療しないと悪化の一途をたどります。心の傷、失望、怖れ、怒りなど内側に押し込められた感情が絡み合って腐敗し始めると、いよいよ自分の感情や身体感覚から自分の思考を切り離さないと生きてゆけなくなります。自分の気持ちやアイデンティティに関わることを他人に話さないで済むような生き方をします。仕事に打ち込み、たくさんの成果を上げ、有能な人間に見えますが、実は抑うつ状態を含めた自分の内側を必死に隠そうとしているだけなのです。いつも他人やほかの物事を話題にして自分のことには一切触れない姿からは「私のことについて絶対に聞くな」という強いオーラが漂ってきます。

もちろんこの状態は長続きしません。遅かれ早かれいろいろなことを隠し切れなくなり、何かのきっかけで要塞が崩れるように崩壊し、抑うつ症状が前面に現れます。変な言い方かもしれませんが、この時がチャンスなのです。まわりの人が援助の手を差し伸べやすくなりますし、本人も過去のトラウマと向き合う気持ちになりやすいからです。

私のクライアントのケイレブが「隠れうつ病」が隠し切れなくなった時の経験を語ります。

今までずっとこの生き方をしてきました。何事もしっかりとこなす生き方です。私は世界のなかでちゃんと機能している。誰もがうらやむような立派な仕事をしている。家族は皆幸せそうにしている。私は他人をくつろがせて楽しませるのが得意だ。ところが何もすることがなく暇になると、いつもひどい自己嫌悪感に襲われるのです。自分を厳しく裁くもうひとりの自分が私を苦しめるのです。自殺を考えたことさえ何度かありました。この密かな私の苦しみを知るものは親友を含め誰ひとりいませんでした。

ある日突然この偽りの自分に耐えられなくなりました。何をやってみてもダメでした。まるで、今までずっと黙ってクローゼットに隠れていた侵入者が突然目の前に現れたような感じでした。

不安障害：解決しなければならない問題があるとき、試験を受けるとき、大きな決断を迫られるとき、人は誰しも不安を覚えます。これはありがたいことです。人間は適度な不安を抱えると普段より能力を発揮できるからです。しかし、度を越えた不安を抱えると逆に能力を発揮できなくなってしまいます。

不安障害はやっかいな病気です。**全般性不安障害**は、時には理由もなく、些細なことに非現実的で極度の不安を抱き、緊張が止まらなくなる疾患です。不安が不安を呼び、気持ちがおさまらなくなります。安心感を得るため常に他人の承認を得ようとしますが、承認が得られても不安はおさまりません。

全般性不安障害は症状が極端なので患者の多くは日常生活が送れなくなります。家族、友人、同僚、近隣の知り合いなどが患者の不安を和らげようといろいろな努力をしますが、大抵はうまくいきません。

全般性不安障害と抑うつ疾患は併発することがあり、二つの疾患の症状が片方ずつ現れます。沈んで無気力な状態と強い不安で緊張した状態が交互に繰り返すのです。

不安障害のもうひとつのタイプに**パニック障害**があります。強い不安感と恐怖感が突然襲ってくるパニック発作という症状に代表される疾患です。精神的な症状だけでなく、心拍数の上昇、震え、発汗など身体的にも顕著な症状が現れます。

パニック発作を初めて経験するのはストレスが溜まっているときが多いようです。引き金となる刺激の種類は数えきれないほどあり、それらは過去に経験した手に負えない状況との関係性が強く、何が引き金で発作を起こしたのか本人にもわからない場合があります。脳内にあるパニック発作のスイッチがなぜか突然入ってしまう感じです。

パニック発作に伴う身体症状は強烈なので、本人は死ぬのではないかと不安になることもあります。胸をおさえながら救急車で病院に運ばれるものの、検査の結果は異常なしという結果に終わります。

恐怖症：恐怖症は特定の人物、物体、生き物、場所に対する永続的で理不尽な怖れです。高い場所や狭い所、血を見ることや生肉に触ることなど、恐怖の対象は多岐にわたります。思い出したり思い浮かべたりするだけで怖くなる場合や、誰かがその話をしただけで耐えられなくなる人もいます。絵に描いた蜘蛛やビルの屋上から撮った写真を怖がる場合もあります。

獰猛な犬を怖れるのは恐怖症ではありません。健全な防衛本能です。しかし、すべての犬が怖いとか、人なつっこいジャーマン・シェパードが寝ていても怖いのならば、それは恐怖症です。

対人恐怖や**社会不安**も恐怖症の一種ですが、全般性不安障害の要素も兼ね備えています。他人と一緒にいると極度に不安になったり、自意識過剰になったりする疾患です。誰かに揶揄されたり笑われたりする状況や他人の評価に対する病的な怖れが特徴です。結果として、人に会うのを避けるようになったり、アルコールや薬物の勢いを借りないと人と接することができなくなったりします。

強迫的に他人をコントロールする：他人をコントロールしたり操ったりするのは、自分にとって安全な状況をつくる手段のひとつです。特に依存症者のいる家庭で育った人にとっては死活問題です。夕食時に父親が激怒しないように弟や妹をテーブルにつかせる兄や、家の前に止めた車の運転席で酔いつぶれて寝てしまった父親を近所の人に見つかる前に家に連れ戻す息子は、自分にとって精神的にも身体的にも安全な状況を確保するため必死だったのです。怖ろしい事態が起こる前に何とか安全にやり過ごす方法を身につけることで、防衛本能が健全に働き、秩序と安全が保たれたのです。子ども時代の成功体験によって磨き上げられたこのスキルを、彼ら彼女らは大人になっても手放しません。ところがこの生き方を続けていると、その人の人生のあらゆる部分で歯車が狂ってきます。

ある私のクライアントは言いました。「まわりの人、場所、物事を操ることができた時、自分が強い人間になったような気がしました。間違った考えだと薄々気づいていましたが、まわりに対して無力な時の惨めさに比べたらずっとよかった」。また別のクライアントは、「いじめられるくらいならいじめてしまえと思って、学校で女の子たちに悪さをしました。家のなかはいじめだらけで嫌気がさしていました」と語ってくれました。

人は混乱したトラウマ的状況に置かれると、まわりを何とかコントロールしたいという気持ちが強くなります。人を操ることによって危険を回避するためです。妥協したり、話し合ったり、弱さを見せたり、本音を話したりすることなどは危険すぎると感じてしまいます。

しかし、最初は安全を確保するために仕方なく使っていた方法が、だんだんと習慣化し、気がつくとこの方法でしか社会のなかで生きてゆけなくなります。そして自分の人生もまわりの人の人生も蝕まれてゆきます。

やっかいなのは、往々にしてこのスキルが職場で評価されてしまうことです。病的に他人を操りコントロールすることとリーダーシップが混同されてしまうのです。

完璧主義：依存症の家庭に育った子どもの多くは、どんなにがんばっても正当な賞賛や評価を受けられない経験に満ちた子ども時代を送ります。それでも自分を納得させたくて、心の痛みを和らげたくて、常に一番になろうと努力をし続けます。多くの素晴らしいことを達成していても、常に「もっとがんばればもっとうまくできたはずだ」と考え、自己評価を上げようとしません。そしてうまくできないのは自分がダメな人間だからだと信じるようになります。

この子どもにとっては他人からの評価がすべてなのです。人は気分によって左右される生き物ですから他人の評価に頼りすぎるのは危険です。

依存症の家庭では年齢不相応に成熟した子どもをよく見かけます。八歳の子どもが毎日家族の夕食作りをしていたり、六歳の子どもが年下のきょうだいのおむつ交換をしていたりします。さらに、この子どもたちには「失敗は許されない」という強いプレッシャーがかけられています。ちょっとでもミスをすると過酷な罰が待っています。間違いなくトラウマ要因となる状況です。そして病的な完璧主義の温床ともなります。完璧主義の正体は「完璧にやれば批判や罰を受けずに済む」という信念です。完璧主義者は一〇〇％では満足しません。一五〇％の完璧を目指します。ちょっとでも満足できないと、「自分はダメ人間だ」と思い込み、自滅のスパイラルに落ちてゆくのです。

この子どもは成長し独立した後でも「完璧にやらないと痛い目にあう」という信念が捨てられない場合が多く、さらにはこの信念を他人にも当てはめるようになります。まわりの人間が皆ちゃんと正しく生きていれば、世界はもっと住みやすい場所になるはずだと信じ、完璧主義を振りかざしてまわりの人間をコントロールします。結果として家族や友人を含めたすべての人が遠ざかってゆきます。

完璧主義は抑うつ疾患、不安障害、希死念慮などを引き起こす元凶にもなりえる点で、精神衛生上きわめて有害です。

複数の疾患の相互作用

トラウマ反応の出方は人によってさまざまです。たとえば、職場に見知らぬ男が突然やって来て銃を乱射したとします。あなたを含めほとんどの人は無事に逃げ出すことができましたが、あなたの知人二人が撃ち殺されてしまったとします。この状況では現場に居合わせた人々はおそらく皆トラウマを抱えることになるでしょう。この章に書かれた数々のトラウマ反応のなかのほんの一つしか現れない人もいれば、時間とともに複数の症状が現れてくる人もいるでしょう。いずれにせよトラウマを放置すると症状はどんどん悪化し、たくさんの現実問題や生きづらさを抱え込むことになります。

未治療のトラウマ障害が進行した結果のひとつに**PTSD（心的外傷後ストレス障害）**があります。「戦うか逃げるかフリーズか」というストレス反応が治療されずに増悪し慢性化した状態です。心的外傷後ストレス障害は「後」という部分に大きな意味があります。トラウマ的な出来事が起きてから三カ月から数年経った後に現れる症状だからです。ですから、発症した時に原因となった出来事との因果関係に気づかないことが多いのです。PTSDが発症するまで心的外傷をずっと抱え込んできたのです。

半年ほどかけて自力でPTSDを克服してしまう人もいれば、何年も何十年も治らなかったり、完全に慢性化したりする人もいます。

PTSDの具体的な症状はすでにこの章で紹介されたものばかりです。侵入性記憶、回避行動、驚愕反応、感情の麻痺、感情的過敏、心身状態の定期的悪化などです。また抑うつ疾患、不安障害、依存症を併発する場合がきわめて多いです。

PTSDの怖ろしいところは、トラウマの原因となった出来事がその人のその後の人生を運命づけてしまうことです。何かでストレスを感じる度に原点となる心の傷へ気持ちが引き戻されて苦痛を味わいます。実際の例を二つ紹介します。

二〇歳のアリスンは現在ヘロイン依存の治療中です。幼い頃に八年間兄から性的虐待を受けました。心の痛みを和らげるためにオピオイド系の処方鎮痛剤を使い始めたのがきっかけでヘロイン依存に至りました。初めて彼女に会った時、まず気がついたのは、腕や足にあるたくさんの傷痕でした。長年にわたる自傷行為の結果による切り傷や火傷でした。それから私が彼女と一緒にグループワークに参加した時に彼女がしゃっくりをしているのに気づきました。しばらく見ていてわかったのですが、それはしゃっくりではなくて驚愕反応だったのです。部屋の外から聞こえてくる音、ドアがバタンと閉まる音や人の話し声、車のクラクションにビクッと反応して頭が後ろに傾いてはすぐに戻る動作を繰り返していたのです。彼女は自分が安全な場所にいると感じることができず、気持ちが張り詰めていたのです。明らかなPTSD反応です。

サムはニューヨークで両親と弟の四人家族で暮らしていました。両親は二人とも貿易センタービルに勤めていました。二〇〇一年九月一一日の朝、テロ攻撃が始まった時、サムは一人で家にいて、貿易センタービルが崩壊するのを一部始終テレビで観てしまいます。彼が一六歳の時でした。

彼の父親は崩壊した建物のなかで死んでしまいましたが、母親は助かりました。無傷で脱出した彼女はそれから一日中現場で負傷者の救助活動にあたり、夕方過ぎに家に戻るまでサムに電話を入れることができませんでした。一日中テレビを観続けながら両親は死んだものと思っていたサムは、無事家に戻ってきた母親の姿を見て心から喜びました。ところがサムはその後数年間、繰り返し起こるフラッシュバックに苦しむことになります。突然何の前触れもなく崩壊するビルや最上階から飛び降りる人の様子が頭のなかで蘇るのです。

テロ事件の一三年後、結婚したサムには四歳の息子がいました。フラッシュバックはもう何年も起きていません。ある日、サムと一緒に出かけていた息子のフランクがタクシーに轢かれてしまう事故が起きます。フランクは生死の間を数日間さまよった後、一命を取りとめましたが、回復するまでには数カ月の入院生活が必要でした。

交通事故が起きて二カ月後、サムは突然ひどいパニック発作に襲われるようになりました。発作が起きる度に一日中絶望しか感じなくなる日が何日も続くのです。夜に天井を見つめたまま眠れない日も増えてきました。

息子のフランクが病院を退院し家に戻った頃には、フランクは毎晩寝るためにジンをボトル半分飲むようになっていました。仕事の遅刻も増え、夫婦関係にもひびが入り始めます。

サムはPTSDの症状に苦しむなかでアルコール依存を発症したのです。

回復に向けて

この章で私は数々のトラウマ反応をあえて詳細に描写してみました。あなた自身も含めてトラウマを治療せずに放置するとどうなるか、どんな症状に苦しむことになるかを確実に知っていただきたかったのです。しかし絶望的にならないでください。希望はあります。ここに書かれたすべてのトラウマ症状に対して効果が実証された治療法が存在し、もちろん、それらを後ほど紹介します。その前に、依存症家庭やトラウマと関係の深い、もうひとつのやっかいな感情である「自己否定感」について次章で考えてみたいと思います。

第5章

自己否定感——隠された心の闇

自己否定感とは、自分はいつもイマイチだ、私はダメな人間だ、私は劣った人間だ、自分は生きる価値のない人間だ、といったような自分自身に対するきわめて辛辣な劣等意識です。罪悪感と自己否定感はしばしば混同されますが、この二つの感情は根本的に大きく異なるものです。罪悪感は後悔という感情に近いものがあります。自分が何か悪いことをした結果として、良くないことが起きたときに感じる気持ちです。自己否定感は自分という人間自体が欠陥品であるという感覚です。「何か悪いことをしてしまった」のではなく「自分は生まれつきほかの人とは違う」という思い込みです。

自己否定感はその人のなかにさらに疎外感、敗北感、劣等感を植え付け、家族のなかでも社会のなかでも安定した帰属感を持つことができなくなります。この世界のどこにも自分の居場所はないし、そんな自分を理解してくれる人なんて誰ひとりいないと信じてしまいます。この世界は危険な場所であり、自分の立場はいつも危ういのです。自分の弱味を他人に見せるなど、もちろんできません。

ブルネー・ブラウン氏は著書『本当の勇気は「弱さ」を認めること』（サンマーク出版）〔*Daring Greatly : How the Courage to Be Vulnerable Transforms the Way We Live, Love, Parent, and Lead*〕のなかでこう語ります。

私たちは皆自己否定感（恥）を抱えています。私たちは皆長所と短所があり、明るい部分と暗い部分を持っています。この自己否定感と正しく向き合わずに、自分はもともと欠陥品なのだと信じてしまうと、どんどん深みにはまり、いずれは「自分はダメ人間なのだ」という思い込みに基づいた生き方しかできなくなります。

トラウマ反応の多くは自己否定感が具現化したものです。自己否定感を抱えたまま無理に生きようとすることが完璧主義や抑えられない怒り、他人への執拗なコントロールを生み出します。自己否定感からくる心の痛みを和らげたくて依存症に陥ります。自己否定感に屈してうつになり自虐的になります。真っ暗な心の牢獄に閉じ込められて動けない囚人のような存在なのです。自分は価値のないダメな人間だからここがお似合いだと自ら進んでその牢獄に入ってしまうのです。セラピストのガーション・カウフマン氏は著書 *Shame : The Power of Caring* のなかで、「自己否定感はもっとも危険な魂の病である」と指摘しました。

自己否定感はどこから来るのか

生まれつき自己否定感を抱えている人間はいません。自己否定感は植え付けられるものです。人種差別や排外主義と同じです。些細な自己否定感を押し付けられて悲しい思いをした経験は誰にでもあるはずです。「服装や喋り方や生き方が違うからダメ」「格好悪いし太りすぎ」「テレビ番組や有名人の話題についてこられない人は仲間じゃない」「ここはあなたの来るところではない」。世の中で生きていく以上、こういったメッセージに出会うことは避けられません。しかし慢性的で継続的な自己否定感となると話は別です。

自己否定感を最初に植え付けられる場所は家庭です。健全な家庭でさえ何らかの自己否定感を小さな子どもに植え付けるものです。ところが依存症家庭の場合はそれとは比べものにならない量の自己否定感を毎日のように注入されてしまいます。機能不全の度合いに比例して状況はより悲惨なものとなるでしょう。

依存症とトラウマは同じコインの裏表です。子ども時代に虐待を受けた人々は必ずと言っていいほど病的な自己否定感を抱えています。ですから依存症とトラウマと自己否定感（恥）は三つでひと組と考えて差し支えないと思います。

第1章のなかで成長期のトラウマは、被害者が加害者から逃げられない状況のなかで起こることが多いとお伝えしました。養育する立場にある人から繰り返し虐待を受けるようなケースです。「どうして私はこんな目にあうんだろう？　きっと私が役立たずの悪い子だからこんな目にあうのかしら？」という考えが継続的な虐待を経て病的な信条となって被害者の心に定着します。「私は欠陥品で愛される価値のない人間だから、こんな扱いをされて当然なのだ」と。

植え付けられた自己否定感は繰り返されるトラウマ被害によってさらに根深いものとなり、適切な対処をしなければ虐待が起こらなくなった後でも心のなかに居座り続けます。依存症家庭で成長しトラウマ被害を受けた人々は、親や加害者から洗脳された結果、「自分が悪いからこんな仕打ちを受けるのだ」と思い込むようになります。歪んだ家族関係と混乱した日常のなかで、誰からも守ってもらえないまま成長し被害はさらに大きくなってゆきます。

仮面をかぶる自己否定感

自分が怒っていることに気がつかない人はいません。誰かに対して怒りの感情を抱いたら、それに気がつき、そして適切な対処法を模索するのが普通です。退屈に感じたり、空腹を感じたり、興奮したり、怖れを感じたりしたときも同様に、本人はすぐにその感情に気がつくものです。しかし自己否定感という感情は違います。「大変だ。今私は自己否定感を感じているぞ」と気がつく人はまれです。自己否定感はこんなふうに意識に現れます。

ああ、私はなんて馬鹿なんだろう。
何をやってもうまくいかない。
また馬鹿なことを言ってしまった。大失敗だ。
いつもこうなる。いつものことだ。

これらの考えはあくまでも意識の上にあがってくる部分です。潜在意識のなかの自己否定感はさらに辛辣なメッセージを自分自身に向けて容赦なく発信しています。

私は価値のない人間だ。
私は幸せになる資格がない。

私はしょうもない偽物だ。
私の居場所はどこにもない。
私は取るに足らない人間だ。
私は欠陥品だ。
私はポンコツだ。
私は壊れている。

自己否定感を抱える人はこれらの自虐的なメッセージをいつも密かに自分に浴びせかけているのです。専門家の多くは自己否定感をある種の感情に分類するようですが、私は長年のカウンセリング経験から、自己否定感というものは当事者と感情を切り離してしまうもの、感情を麻痺させてしまうものと考えるようになりました。自己否定感が大きいほど感情は強く阻害されます。

トラウマから回復するためには、この自己否定感に取り組む作業が必要不可欠であることは言うまでもありません。

ここでページを進める前に一旦本を置いて、深呼吸やセルフケアすることをお勧めします。

第6章　世代を超えて――長期にわたるダメージ

トラウマと依存症はどちらも、新たなトラウマそして新たな依存症を生み出します。家族メンバー同士は特に影響を受けやすいため、病気の世代間連鎖で病気が起こります。対応をしないままに放置すれば何世代にもわたり、多くの家族メンバーが苦しめられることになります。この章では特に世代間連鎖について詳しく見てゆきたいと思います。

依存症もトラウマも突然、何の原因もなく発症する病気ではありません。突発的な発症に見える時でもよく調べれば隔世遺伝であるケースがよく見られます。長い間発症しないで潜伏し、次の世代で発症する場合もあります。

ある母親のケース

テレスは私のクライアントです。

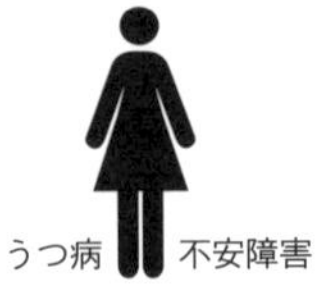

図1　テレスの重複障害

初めて近所の精神科クリニックで診療を受けた時の彼女は、立っているのもつらい状態で、知人に体を支えられ足を引きずりながら診察室に入りました。重症の抑うつ疾患と診断されました。判断力がかなり低下し、呂律が回らず、汚い服を着たままボサボサの髪で身づくろいもままならない状態でした。自分の人生に対して何の希望も持っていませんでした。うつ状態があまりにひどかったので、担当医はなぜこれまでに入院歴がないのかを不思議に思ったくらいです。

この最初の受診でテレスは離婚歴が二回あること、元夫は二人とも依存症者で家庭を去っていったことがわかりました。担当医は彼女の抑うつ状態に見合う分量の抗うつ剤を処方し、数週間後の再受診を指示しました。

二度目の受診の時、担当医はテレスの様子が一回目の時と違っていることに気がつきます。強い不安感に取りつかれ、明らかな全般性不安障害の症状を呈していました。前回の受診の後、救急車で二回病院に運ばれていました。二回とも心臓発作が起きると思い緊急搬送されましたが、結局何の異常もなくパニック発作ということで家に帰されたようです。また彼女は非常に細かいことを気にして悩むタイプであることもわかってきました。スーパーで買い物をしている時に「生理用品はどこですか？」と店員に聞くだけでもパニック状態になるのです。

これらの出来事からテレスは二つ以上の精神疾患を同時に抱えている**重複障害**であると診断されます（図1）。うつ病と不安障害が相互作用を起こしているので、それを考慮して薬の処方が調整されました。

初期の段階では、テレスの元夫が依存症者であったことや彼女自身が依存症家庭で育ちトラウマ被害にあっていることなどは、治療チームの誰ひとり知りませんでした。単に重篤な抑うつ症状と不安障害を抱えた患者のひとりでした。彼女の過去の結婚生活をひも解いてゆくと、最初の夫はアルコール依存症者、二人目の夫もアルコール、処方薬、マリファナなど何でも手を出すタイプの依存症者で、問題だらけの結婚生活だったことがわかってきました。どちらの夫も酒やクスリがひどくなってくると行き先を偽って家を空けることが多く、テレスや子どもたちはほったらかしにされました。そんなひどい結婚生活で夫が出て行ってしまうと、テレスは悲嘆に暮れてしまいました。

ではテレスの子ども時代を振り返ってみましょう。彼女はアルコール依存症の父親に精神的にも身体的にも虐待を受けて育ちました。父親の暴力の矛先は主に母親でしたが、テレスも時折、肩をつかまれて突き飛ばされました。毎日のように父親は目の前に顔を近づけ、テレスを大声でなじり、妹や弟と比べては彼女をけなしていました。父親は彼女の服装や髪形についても細かく口出しをしました。

毎晩のようにテレスの父親は母親を怒鳴りつけていました。彼女はそのひどい暴言を聞きたくなくて、ベッドのなかでいつも枕で耳をふさいでいました。そんな父親に怯えきっていた母親はいつも受け身で、なんとか父親をなだめようとするのですがうまくいきません。

テレスの最初の夫はアルコール依存症の父親と病弱な母親、二番目の夫は暴力的な父親とそれに怯える頼りない母親に育てられています。どちらの夫の両親も、テレスの両親とどこか似たような関係性を持っていました（図2）。

テレスには二歳年上の姉がいましたが、九歳の時に交通事故で死んでしまいます。一歳年下の弟は肥満体で小さい頃から現在に至るまでずっと強迫的過食を続けています。

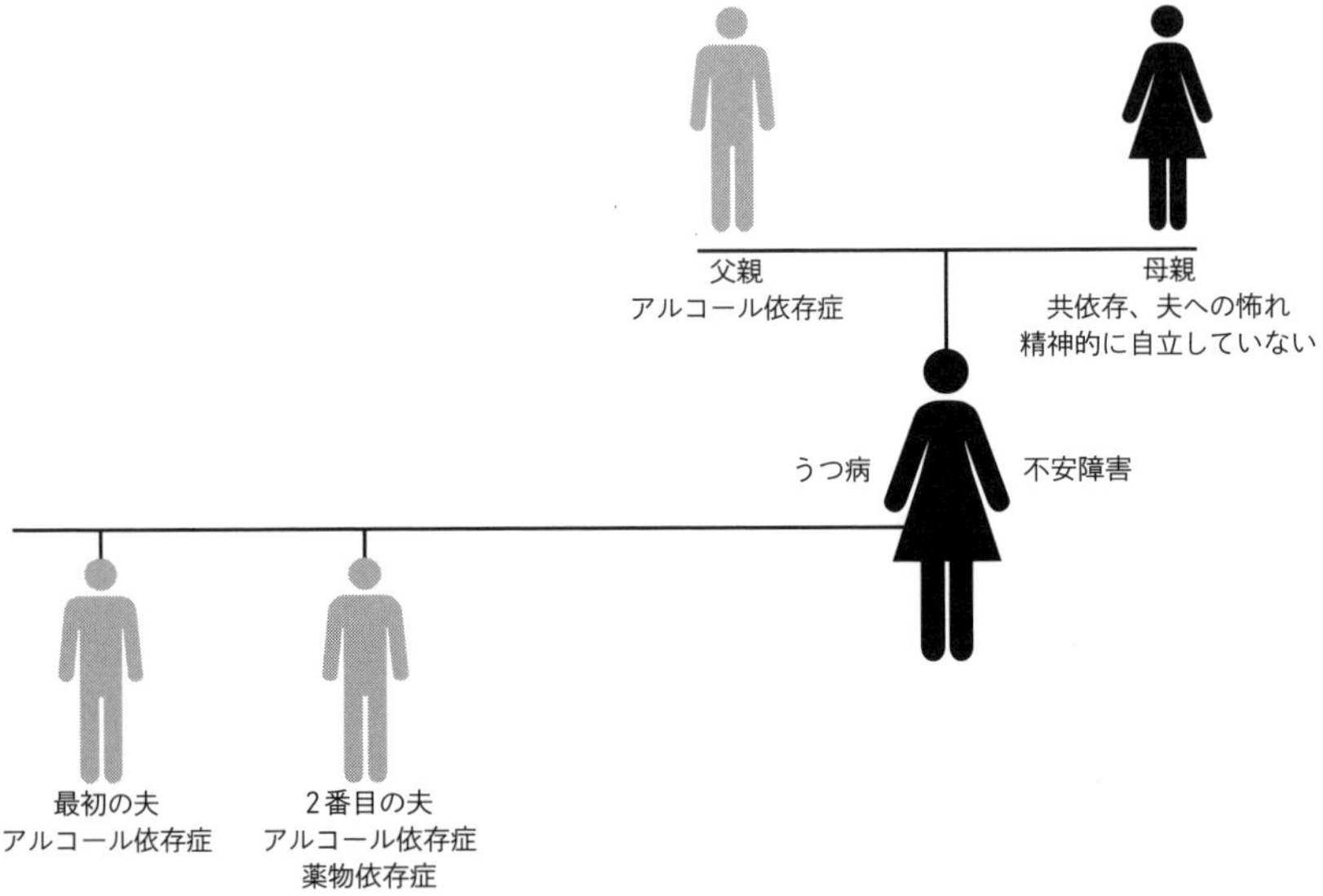
父親
アルコール依存症
母親
共依存、夫への怖れ
精神的に自立していない
うつ病
不安障害
最初の夫
アルコール依存症
2番目の夫
アルコール依存症
薬物依存症

図2　テレスの家系図①

ではテレスの家系をもう少し遡ってみましょう。母方の祖父はアルコールとギャンブルに依存し、祖母は発作的に激怒するタイプの人で強迫的過食症を患っていました。父方の祖母はテレスの父親を産んだ数週間後に死んでしまったので、父親は貧乏な父子家庭で惨めな思いをしながら育ちました（図3）。

第1章で、トラウマへの抵抗力を高めメンタルの強い人格形成に役立つ条件として、以下のリストをご紹介しました。

- 愛情を持って養育してくれる健全な大人が最低でも一人は身近にいること。必ずしも親である必要はありません。
- 帰属感の持てる場所があること（自宅、学校、近隣のコミュニティ、宗教的集まり、野球チーム、ガールスカウト、祖父母や親戚の家など）。
- 家以外に安全で気軽に楽しめる健全な活動の場があること（チェスクラブ、音楽バンド、執筆サークルなど）。
- 達成感や上達する喜びを感じられるような活動や場所が最低ひとつは生活のなかにあること（料理、絵画、ダンス、野球、ウェブデザインなど）。
- 将来に目標を持ち、人生の意味が感じられること。
- 将来に少しでも希望が持てること。

残念なことに、これらの条件がひとつも満たされていない環境でテレスは育ちました。彼女がその不幸な生い立ちのなかで学んだことは、次の通りです。

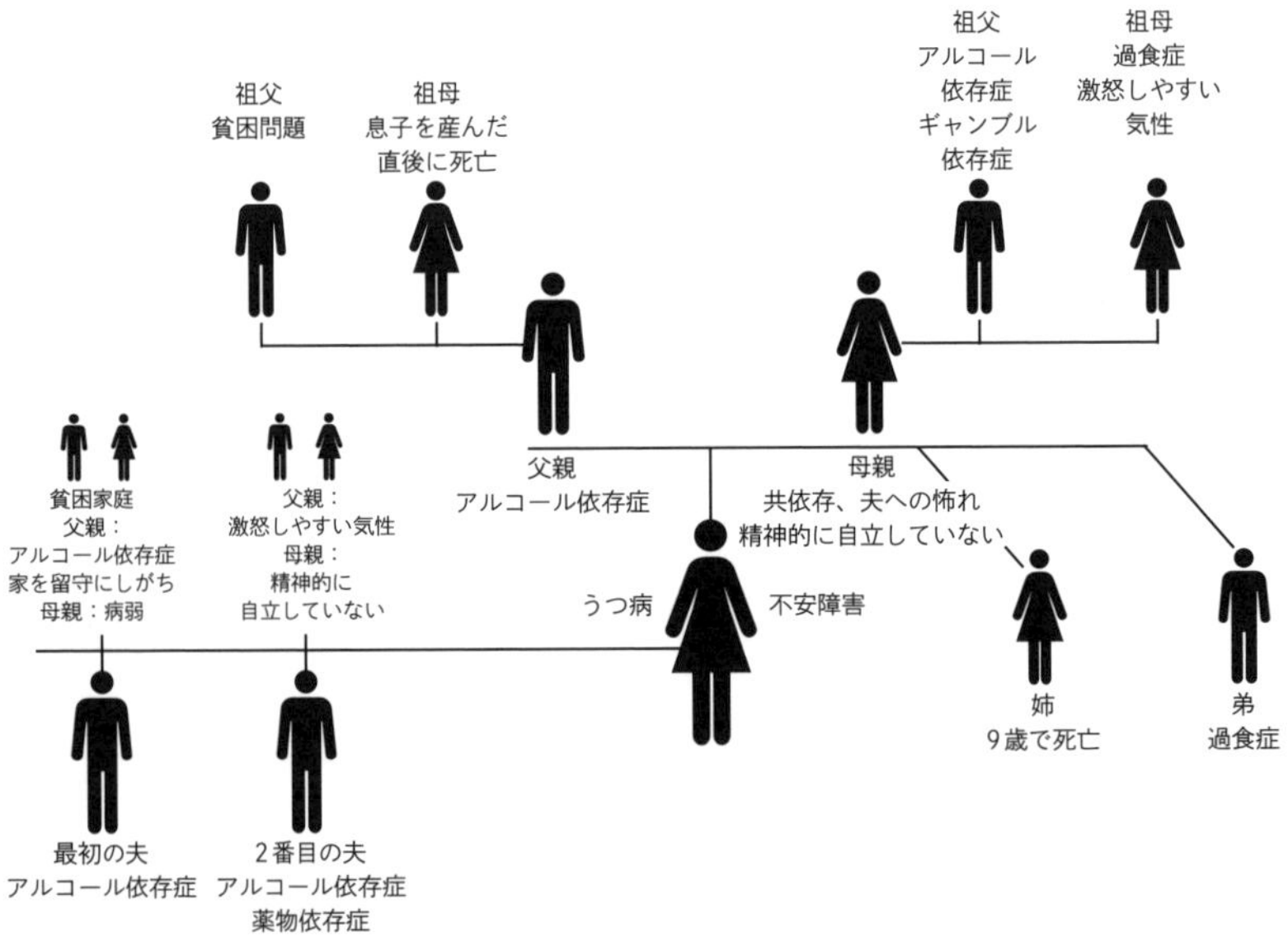
祖父
貧困問題
祖母
息子を産んだ
直後に死亡
祖父
アルコール
依存症
ギャンブル
依存症
祖母
過食症
激怒しやすい
気性
父親
アルコール依存症
母親
共依存、夫への怖れ
精神的に自立していない
貧困家庭
父親：
アルコール依存症
家を留守にしがち
母親：病弱
父親：
激怒しやすい気性
母親：
精神的に
自立していない
うつ病
不安障害
姉
9歳で死亡
弟
過食症
最初の夫
アルコール依存症
2番目の夫
アルコール依存症
薬物依存症

図3　テレスの家系図②

- 否認すること、言い訳すること、他人に傷つけられても騒がないこと。
- 傷つけられても堪え忍び、相手を非難しないこと。
- 悲しくても楽しそうに振る舞うこと。
- 怒っている人を刺激するようなことは絶対に避ける。
- 自分のニーズよりも他人のニーズを優先させること。
- 他人の世話を焼いてまわること。
- 自分の考えを捨てること。
- どんなにひどい仕打ちを受けても相手の言い分を考えてしまうこと。
- 自分に選択肢はなかったと信じること。
- 何もかも自分が悪かったのだと信じること。
- 助けを求めないこと。
- 質問をしないこと。
- 黙ってひたむきに自分ががんばり続ければきっと何とかなると信じること。

テレスの子ども時代は、まるで将来の不健全な人間関係に耐えるためのトレーニング期間のようでもあります。実際に彼女は「依存症者が望むもっとも理想的な妻」に育ち、どんなタイプの依存症者に対してでもイネイブラー役を立派に果たす見事な共依存症者に育ちました。

テレスには最初の夫との間に一〇歳の娘、二人目の夫との間に七歳の息子がいます（図4）。彼女は二人の子どもの単独親権者です。二人とも、父親の依存症とＤＶ、母親のうつ病と不安障害に晒されながら、かな

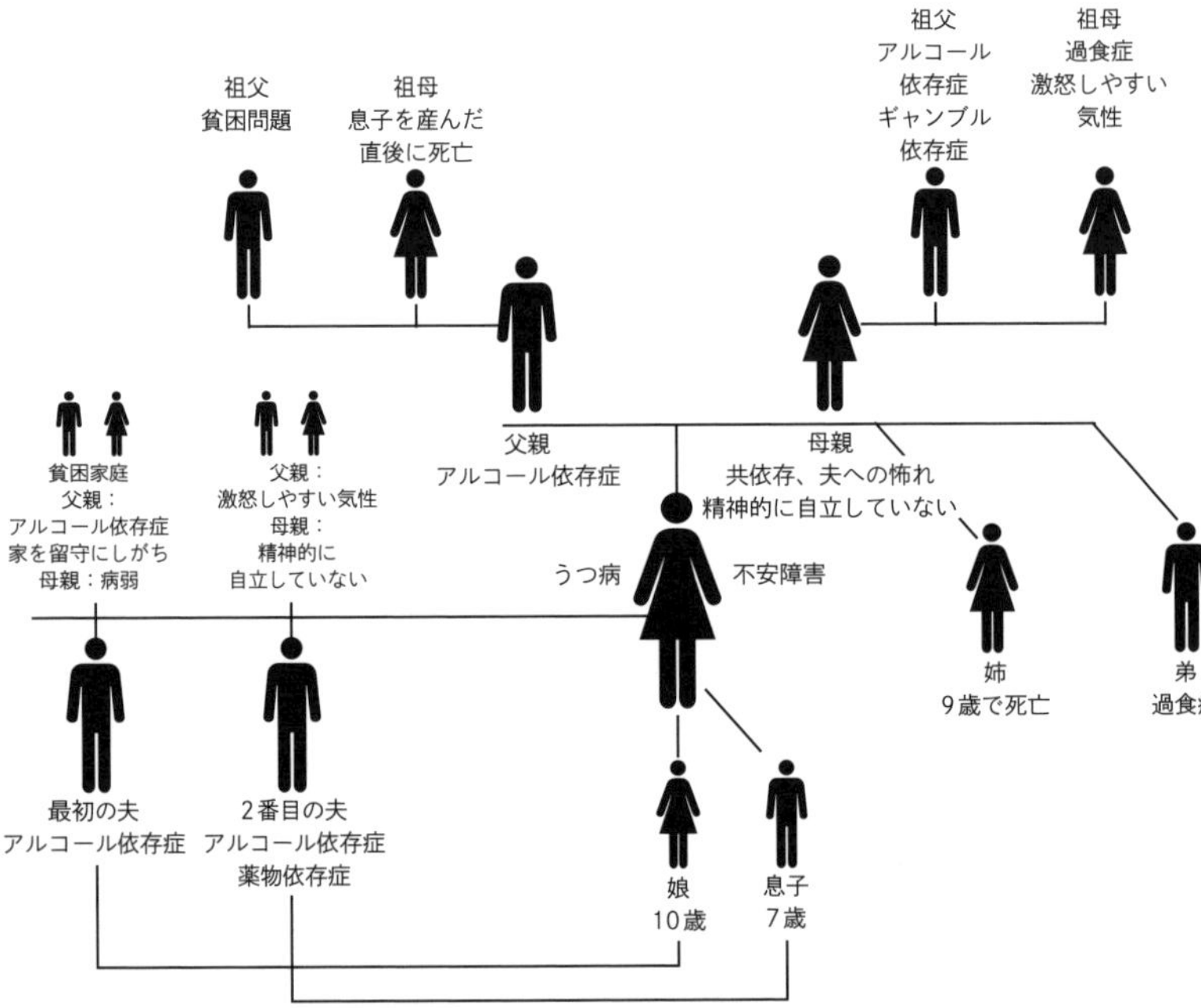
祖父
貧困問題
祖母
息子を産んだ
直後に死亡
祖父
アルコール
依存症
ギャンブル
依存症
祖母
過食症
激怒しやすい
気性
貧困家庭
父親：
アルコール依存症
家を留守にしがち
母親：病弱
父親：
激怒しやすい気性
母親：
精神的に
自立していない
父親
アルコール依存症
母親
共依存、夫への怖れ
精神的に自立していない
うつ病
不安障害
姉
9歳で死亡
弟
過食症
最初の夫
アルコール依存症
2番目の夫
アルコール依存症
薬物依存症
娘
10歳
息子
7歳

図4　　テレスの家系図③

りの年月を過ごしています。状況を見ていくと、これらすべては世代を超えて受け継がれてきた悲劇であることがわかります。

次にあげる七つの要素は子どもが健康で幸せに育つために重要であると多くの専門家が認めています。

1 衣食住に不安がないこと。
2 健全なお手本となる大人の存在。
3 心のこもったサポート。
4 親による見守りやしつけ。
5 同世代の子どもとの人間関係に対する親からの目配り。
6 親との健全なコミュニケーションによる強い絆。
7 家族そろって習慣的にする健全な活動。

テレスが受診と服薬治療に専念していた最初の数カ月間、彼女は上記の七つの要素を自分の子どもたちに提供できませんでした。彼女の元夫たちも、テレス自身の親やきょうだいたちもそれを補える状態ではありませんでした。

この時点でテレスが自分自身の精神的問題と向き合う覚悟を持たなければ、彼女はおそらくこれからも不健全な異性関係に依存する生き方を続けてゆきます。そしてトラウマの治療をしなければ、うつ病と不安障害もおそらく完治しません。医療との関わりなしには生きていけない人生が延々と続くことになります。内科や精神科で治療を受け、家族支援サービスを活用しても、この問題は解決しません。なぜなら彼女は根本の問題から目を背けているからです。

テレスの苦しみは、トラウマ治療のプログラムに取り組む以外に回復する方法はありません。このままだと彼女は不健全で自滅的な生き方を止めることができず、膨大な精神的苦痛を味わうことになります。トラウマ治療以外のどんな専門家の援助を受けても無駄になってしまいます。

問題を受け継いだ息子

何年もの間、テレスは未治療のトラウマから派生する問題に繰り返し悩まされながらも二人の子どもと暮らし続けました。しかし親から受け継いだ家族の機能不全性が子どもの世代に容赦なしに威力を発揮し始めます。二〇歳になった息子のロブは違法薬物売買の罪で逮捕されてしまいます。二度目の逮捕でしたから刑務所か治療施設か選択は二つに一つでした。ロブは渋々若者専門の治療施設でプログラムを受けることにしました。

テレスは相変わらずトラウマの問題にはまったく無関心です。時折、男性と交際することはあっても結婚には至らず、いつも一年ぐらいで別れてしまいます。しっかりとしたカウンセリング治療を受けることもなく、うつ病と不安障害の薬も飲んだり飲まなかったりしながら、何とかその日暮らしを続けています。うつ病の症状もおさまってはいましたが、疲れやすく子育てやしつけが疎かになる日が多くなっていました。

治療施設のプログラムのなかでロブは母親の子育てについて、「やりたいことを自由にやらせてくれたから特に不満はなかった」と言いました。彼は自宅のベッドルームからインターネットでドラッグの取引をして、入手したドラッグを自分でも使っていました。治療プログラムが進むにつれてロブの担当カウンセラーは、問題の多くが母親のテレスから派生していることに気づきます。彼女のベッドルームは一階にあり、過去三年間に二階のロブのベッドルームを見に来たことは一度もありませんでした。

テレスはロブに対して母親らしくかまったことはほとんどなく、彼が何となく高校を中退してしまった時も小言ひとつ言いませんでした。「私はひどい目にばかりあってきた。人生なんてつらいばかりでロクなものではない」というテレスの世界観はそのままロブに受け渡されました。

親子関係の問題

テレスが子ども時代に身につけた行動パターンは、その後、彼女の病んだ家族関係へと持ち越されてゆきます。一二三ページのリストは、母親となったテレスが家庭問題に対してとった不健全な行動パターンそのものです。ロブの母親としてテレスがしてきたことをあげてみましょう。

- 否認すること、言い訳すること、息子が無責任な行動や犯罪行為をしても騒がないこと。
- 傷つけられても堪え忍び、無責任な息子を非難しないこと。
- ロブの問題行動で頭が混乱していても楽しそうに振る舞うこと。
- ロブと対立しないように、ロブを刺激するようなことは絶対に避ける。
- 自分のニーズよりもロブのニーズを優先させること。自分のことは後回し。ロブに利用されてもかまわない。

•ロブについて心配事があっても本人には言わないこと。

•息子の行動についての自分の考えを捨てること。

•ロブが違法薬物を使ったり売買したりしていることがはっきりとわかっても、きっと何か訳があってやっていると信じること。

•自分に選択肢はなかったのだから、私は相変わらず被害者で、ロブの言動に翻弄されたままでも仕方がないのだと信じること。

•ロブ自身の責任は問わないこと。ロブは悪くないと信じること。

•助けを求めないこと。彼女があとで言うには、「助けは欲しくなかった。ただロブが薬物から足を洗ってくれさえすればよかった」。

•ロブがやっていることについて彼に質問をしないこと。

•黙ってひたむきに自分ががんばり続ければきっと何とかなると信じること。


子ども時代、親の虐待から生き延びるために身につけた方法をそのままテレスは子育ての問題にも使っています。彼女を通じて問題の世代間連鎖が起きているのが見えてきます。

トラウマの束縛

何かの縁で人と人とがつながってゆくのは素晴らしいことです。仲睦まじい夫婦、親子の絆、友達同士の縁など強くて心温まる人のつながりは有り難いものです。しかし人間同士の強いつながりのなかには残念ながら有害なものもあります。飴と鞭を繰り返すことで形作られる虐待的な人間関係は非常に強固なトラウマの要因となります。**トラウマの束縛**とは、怖れ、興奮、危機感、スリル、セックスに伴う強い情動などをベースにして築き上げられた病んだ人間関係です。極端な状況下で強烈な感情を誰かと一緒に味わうと、人と人は強く結びつきます。それは良い場合もありますが、トラウマの束縛の場合は、そのきわめて悪い例であると言えます。

トラウマの束縛の多くは、子ども時代に親から虐待を受けたり、精神的または身体的な見捨てられ体験をしたりすることから生じます。そして、その子どもが大人になると今度は恋愛相手や自分の子どもに対して新たなトラウマの束縛を自ら再生産してゆくのです。本人のトラウマ自体を癒さなければこの世代間連鎖は止まりません。

テレスは子ども時代に父親からトラウマの束縛を受けてしまいました。成長したテレスは次に最初の夫からトラウマの束縛を受けます。その夫が去ってしまうと別の男性と結婚し、また似たようなトラウマの束縛を受けなおします。シングルマザーとして息子のロブを育てる時にもトラウマの束縛が見え隠れしています。トラウマの束縛が三世代にわたって受け継がれたのです。時とともに登場人物は入れ替わりますが、トラウマの束縛を生み出す人間関係自体はそのまま世代を超えて維持されています。これを**トラウマの反復**と呼びます。

虐待を受けている人々が、その支配的な人間関係のなかに長くいればいるほど、虐待者から離れられなくなってしまうのは、このトラウマの束縛ができてしまうことが原因になるためです。テレスの場合、虐待的な男性との結婚を二回も繰り返しています。その上、男性が去ってしまった後に喪失感さえ感じているのです。虐待的な親子関係のなかで育ったテレサは、かつて慣れ親しんだ不安定で虐待的な人間関係のなかに残念ながら居心地のよささえ感じてしまうようになったのです。

繰り返すシナリオ

背景にあるトラウマを放置すると、そこから生じたトラウマの束縛は本人の人間関係のなかで増殖し続けます。そして思わぬ人との間にも新たなトラウマの束縛が現れます。

最初の夫と結婚して数カ月が過ぎた頃、テレスは夫の飲酒に問題があると感じ始めました。しかし結婚生活を守るため、夫が飲酒運転で捕まっても大騒ぎせず、夫が嫉妬妄想で怒り狂ってもなだめすかし、いつも陽気で従順な妻でいようと最善をつくしました。にもかかわらず、二年後に夫はほかの女性のもとへと去っていきました。

それからすぐにテレスは別の男性と交際を始めます。前の夫とはまったく違うタイプの男性を選びました。学歴があり高収入で会話も上手で、酒も薬物もやりません。テレスの父親も含めて酒やクスリを使って馬鹿なまねをする人々を、彼は強く非難しました。一年間交際した後、二人は結婚します。

結婚当初、テレスは夫にしっかりと守られている自分に安心感を覚えていました。しかし数カ月が過ぎた頃からだんだんと「守られている」というより「支配されている」と感じるようになります。まず彼は家計を取り仕切り始めました。一家に車は二台もいらないとテレスの車を売ってしまいます。一年後、テレスは夫の許可を得なければ、お金も使えず、車にも乗れず、遠出もできない状況になってしまいました。夫に頼らなければ生きていけないようにされたのです。

結婚して二年目、夫は過去にコカイン、酒、処方薬を何年間も乱用していたことが発覚しました。それらを止めたのは彼女と出会うほんの数カ月前でした。三年目に入ると夫は酒を飲み始め、しばらくしてコカインと処方薬の乱用も始まります。すぐに仕事を失い、毎晩遅くまで家に帰ってこなくなりました。そしてテレスは夫が外で何人かの女性と関係を持っていることを知ります。テレスは家から出られずひとり孤独な毎日を送るしかありません。

それでも彼女は何とかこの結婚生活を立てなおそうと、子ども時代や一回目の結婚の時と同じようなやり方でがんばります。しかし父親の時も最初の夫の時も失敗したように、今回もうまくいきませんでした。夫はほかの女性のもとへ去っていきます。夫が何人の女性と付き合っていたのかわかりませんが、もうどうでもよくなっていました。それまで夫が彼女に話してきたことは何もかも嘘だったのです。

テレスのような人生を送る人は少なくありません。子どもの頃にトラウマの束縛を受けた人の多くは、同じような自滅的なシナリオを何度も繰り返しながら生きてゆくのです。同じような相手と同じような状況で同じような心の痛みに苦しむ悪循環から抜け出せないのです。

恋愛依存と人間関係依存

第1章でご紹介したプロセス依存の一種に**恋愛依存**と**人間関係依存**があります。これらは物質依存と共通の要素をたくさん含んでいます。トラウマの束縛を自覚している人の多くは、病的な人間関係の持つ強力な引力を感じています。人間関係依存の背後には強い「見捨てられ」不安と他人から拒絶されることへの怖れが潜んでいます。子ども時代に感情的なニーズを親から十分に満たしてもらえなかった人が多いようです。相手がどんな人間であろうと、人間関係のなかでしか自分の存在価値を感じられないようになってしまうのです。

人間関係依存の症状を以下に列挙します。

- 気持ちの高ぶる激しいセックスを頻繁にすることが愛だと思っている。
- 喧嘩、おどし、ストレス、揉め事などが何かと多い自滅的な異性関係を繰り返す。
- 虐待され苦しんでいるのにその人間関係から抜け出せない。
- 支配的で心の通わないパートナーとばかり付き合っている。
- 付き合っている人がいない状態を極端に怖れる。
- パートナーがいなければ自分は生きている価値のない役立たずな人間だと感じる。
- 自分の価値観よりも人間関係を維持することを優先する。
- 頼まれ事を断れない。
- 他人との境界線がはっきりしていないと思う。

- 仲良くなれたと思った相手にすぐに去られてしまったり、すべてが自分の思い込みだったりすることがある。
- 自分は相手とつり合わないのではないかと心配になる。
- 恋愛対象のことで非現実的な期待や妄想に耽ることがある。
- 相手に気に入られるために、または相手を怒らせないために、感染症や妊娠の危険があってもセックスをしてしまう。

恋愛依存の人はパートナーにふられることをいつも怖れている反面、次のパートナーを密かに心のなかで決めて準備します。そしてひとつの恋愛が終わると、間髪を入れずに次の恋愛へと走ります。時にはしっかりと確かめもせずに相手の胸に飛び込むこともあります。

依存症のダイナミクス

依存症はステージが進むにつれ症状が悪化する進行性の疾患で、その症状の現れ方も十人十色です。この特徴ゆえに依存症は世代を超えて受け渡されてしまう怖ろしい病気なのです。ある男性は「どんなことがあっても母親のような女性とは付き合わない！」と心に誓い、まったく正反対の女性を選んで結婚しました。ところが一年後、彼は母親との過去の病んだ人間関係をその女性との間に見事に再現してしまいました。彼は、「どうしてこうなってしまったんだろう？」と首をかしげるばかりです。

依存症家庭に育った人は意外に依存症のことを知りません。依存症者の進行ステージも子どもの目線から一部分を見たに過ぎません。ですからまったく違う進行ステージにいる依存症者を見抜くことができずに不意打ちにあうのです。薬物依存の家族で育った人はプロセス依存の人を見てもそれほど警戒感は持たないかもしれません。もっと残念なのは、たくさんの人々が「彼が薬物依存だとわかっていても好きになってしまったの。薬物依存のことはよく知っているから大丈夫」と言いながら依存症者に関わってゆくことです。これは明らかに自尊心の低い人の行動パターンです。「私にはこの人がお似合いなの。私は健全な人とはつり合いがとれない」という思い込みがある上に、心の痛みには慣れているという自負があるのかもしれません。いずれにせよ依存症家庭で育った人の多くが、もう依存症者はこりごりと言っておきながら、依存症者と結婚したり、一緒に暮らしたりしているのは事実なのです。それは依存症に対する理解が不十分なためかもしれないし、未治療のトラウマがその人を自己破壊的な生き方に導いたのかもしれません。後者の場合、依存症の負の連鎖をくい止めるには、癒されていない内なるトラウマと正面から向き合うしかありません。依存症は「くれぐれも注意しながら生きていきます」と心に誓ったぐらいで太刀打ちできる相手ではないのです。

家系図を使ってみる

ここで使う家系図は専門家がよく使うジェノグラムを簡素化したものです。家族の背景を視覚化することによって現在抱えている問題がより明確になり、家族のなかで代々受け継がれてきた問題のパターンを知ることができます。ジェノグラムはそれを作った人の視点が反映されます。同じ家族のジェノグラムでも別の家族メンバーが作れば違ったものができあがります。ジェノグラムを使うことによって自分の家族について新しい発見ができたり、歴史的視点から自分の家系を眺めたりすることができます。

トラウマや依存症の問題を抱えた人は自分の家系図を描いてみることによって、その問題が自分だけに起きた特別なことではないことを、精神的に深いレベルで納得することができます。何世代も続いてきた家族というシステムのなかに自分が存在し、自分の抱えている問題もそのなかで代々受け継がれてきたものなのです。あなたは決して親戚中の面汚しではありません。犯人捜しや原因探しを止めて、あなたの生きづらさの歴史的背景をじっくり見てみましょう。私は皆さんによくこう言います。「依存症者は決して家族のなかの異端児ではありません。歴史は繰り返します。そして回復も繰り返すのです」。

ではここでテレスの家系図を見てみましょう（図5）。

テレスの抱える問題が決して彼女だけのものではないことがわかります。過去三世代にわたって依存症やトラウマが繰り返し現れては影響を及ぼし合っています。彼女の祖父母が彼女の両親に与えた影響は時を経てテレスと彼女のきょうだいにも波及しています。そして現在、テレスは自分の子どもたちにその同じ問題を手渡そうとしています。テレスの二人の夫もやはり家族の負のダイナミクスのなかで生きてきたのがわかります。

テレスが子ども時代に背負った心の傷は、うつ病、不安障害、依存症者との結婚、トラウマの束縛、人間関係依存という形で長いこと彼女を苦しめてきました。彼女の弟も同じように強迫的過食症で苦しんでいます。交通事故で死んだ姉の存在も、もうひとつのトラウマとしてテレスの人生に影を落としています。この家族に回復と癒しがもたらされなければ、負の連鎖は確実に次の世代へと受け継がれていくでしょう。

ここで別の家族の家系図を二つご紹介しましょう（図6）。違ったタイプの負の連鎖を見ることができます。

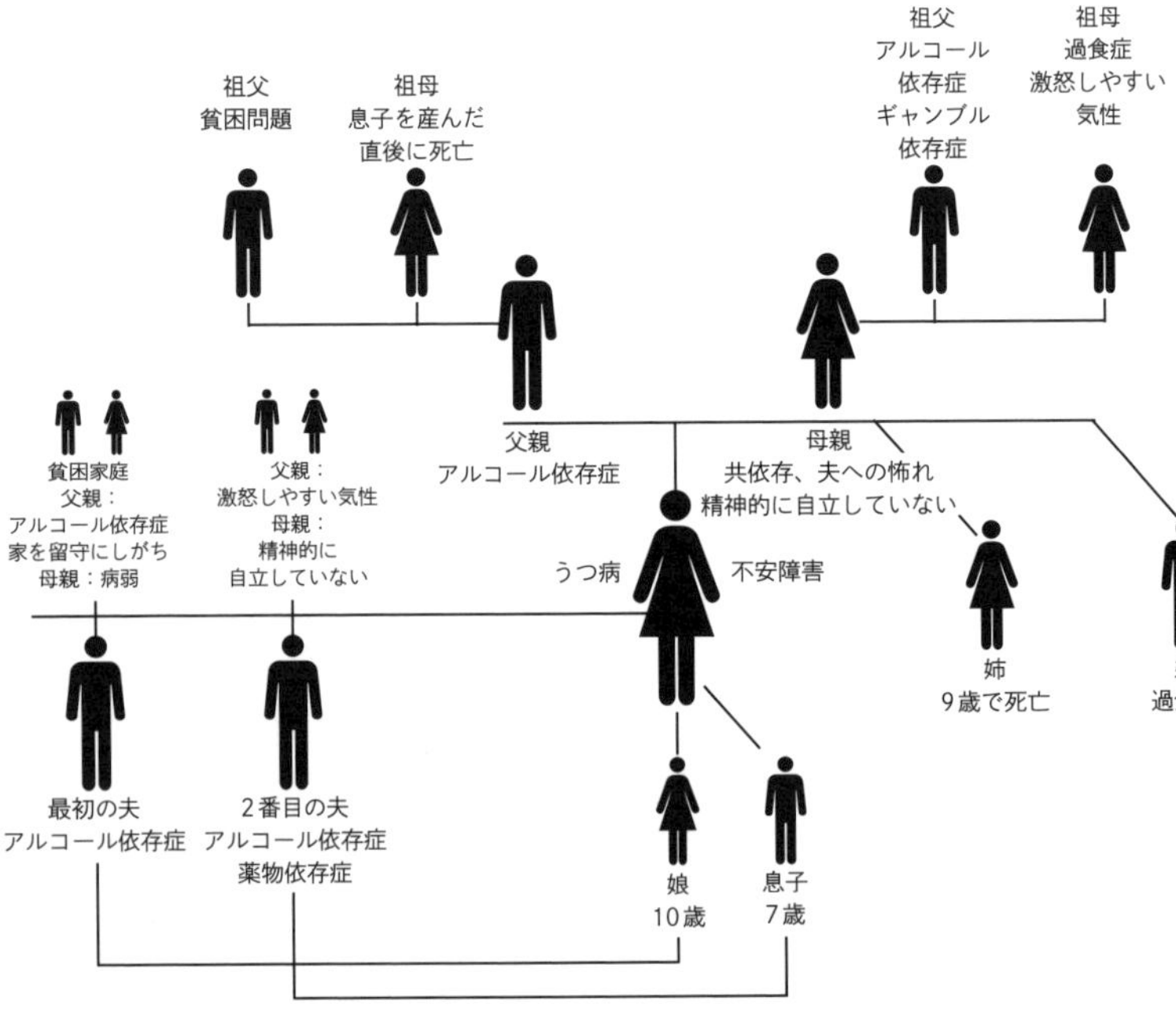

図5　テレスの家系図③（再掲）

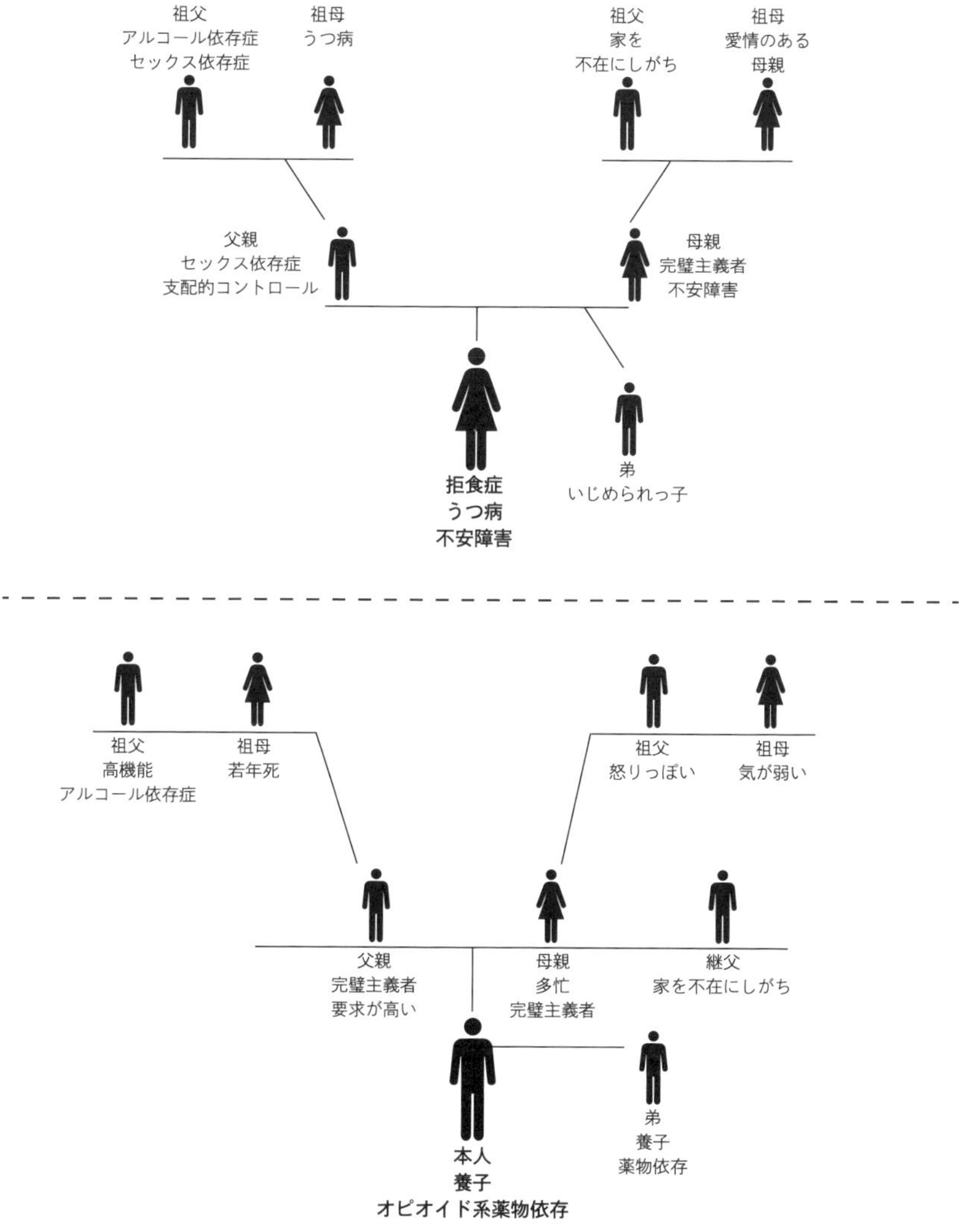
祖父
アルコール依存症
セックス依存症
祖母
うつ病
祖父
家を
不在にしがち
祖母
愛情のある
母親
父親
セックス依存症
支配的コントロール
母親
完璧主義者
不安障害
拒食症
うつ病
不安障害
弟
いじめられっ子
祖父
高機能
アルコール依存症
祖母
若年死
祖父
怒りっぽい
祖母
気が弱い
父親
完璧主義者
要求が高い
母親
多忙
完璧主義者
継父
家を不在にしがち
本人
養子
オピオイド系薬物依存
弟
養子
薬物依存

図6　別の家族の家系図

家系図を描いてみましょう

ステップ1：登場人物を書きこむ

まず自分、それから親きょうだい。次に祖父母の世代。さらに遡ってみましょう。ジェノグラムでは上から順番にもっとも昔の人が登場しますが、描く時には一番身近な家族から始めるのがお勧めです。その際、上に余白を残しておくのを忘れないようにしましょう。以下は作成上のガイドラインです。

- 兄弟姉妹は年上から年下へと順番に左から年齢を添えて書き込みます。テレスの家系図にもあるように異父きょうだいなどの関係性も現在から過去へと書き加えていきましょう。
- 両親や養父母を記入する時、親権のあるなしにかかわらず実際に養育したのは誰かがわかるようにしましょう。たとえば子ども時代に一〇年間家に同居していた母親の恋人など、親近感と存在感の両面から見てあなたに影響を及ぼした人物がわかるように書いてください。
- 必要だと感じたら叔父や叔母も書いてください。名前を知らない母の兄が一六歳で亡くなっていたなら、「母方の死んだ叔父」と書けばよいでしょう。亡くなった家族には享年（推定でもかまいません）を添えてください。
- あなたの回復のための作業ですから、家系図に誰を入れるか入れないかはあなた自身の判断で自由に決めてください。
- まずは自分の家族だけで家系図を仕上げてみましょう。パートナーの家族や親戚などは、あとで書き足してゆけばいいでしょう。

ステップ2：依存症や疾患の種類を書き込む

登場人物が全員そろったら、次は、それぞれの人物について、依存症、精神疾患、気性などをわかる範囲で書き込んでください。「不安障害、うつ病、すぐ激怒するタイプ」といった記述でかまいません。回復プログラムにつながっている人がいる場合は、そのことを書き添えてください。

ステップ3：トラウマを書き込む

依存症や精神疾患以外でも重要なことはたくさんあります。ほかの病気、夭折、養子縁組、身体的虐待、性的虐待などトラウマの要因となりうることがあればしっかり書き込んでゆきましょう。

テレスの家系図にはもうひとつやらなければならないことがあります。それぞれの人物に対する肯定的な評価や敬意を書き込むことです。別紙に文章にまとめて書いてもかまいません。

家系図が完成したら以下の五つの質問について考えてください。すぐに答える必要はありません。

- 家系図から何を学びとりましたか？
- 家系図から学んだことについて、どう感じていますか？
- 家族についてまだ知らない部分がありますか？　それは何ですか？
- 家系図を描いていた時、どんな身体感覚がありましたか？（身体のどの部分にどんな感覚が生じましたか？）

・家系図を描いていた時、感情的にはどうでしたか？

ここでちょっと一息つきましょう。ただ静かに座っているのもよし、思いに耽りながら散歩するのもよし、日記やノートに何か書き留めるのもよいでしょう。友達、スポンサー、または誰か仲の良い家族に電話して今感じていることを分かち合うのも素敵です。近い将来、この家系図をもとにして専門家のサポートを受けながら本格的な家族のジェノグラムにぜひ取り組んでほしいと思います。なぜなら家族メンバー同士のコミュニケーション、つながり方、絆の強さなどいろいろなパターンをはっきりと見ることができるからです。

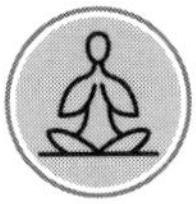

ここでページを進める前に一旦本を置いて、深呼吸やセルフケアをすることをお勧めします。

第7章　自分と向き合う

心のなかで疼き続けるトラウマとそこから湧き出てくるひどい生きづらさ。自分の人生はもう終わってしまったと感じていませんか？　トラウマの傷がどれほど深くても必ず癒すことはできます。トラウマ被害で苦しんできた人々が癒され回復してゆく姿を、私はセラピストとしてこの目で実際に数多く見てきました。回復を望んでいる方々は次の二つの質問をされます。「何をどこから始めればよいのですか？」と「私が回復したら何が変わるのですか？」です。

最初の質問からお答えしましょう。あなたが今いる場所で、今できることから始めてください。今すぐ何かをする必要性を感じているなら専門のセラピストや自助グループを探して、回復プログラムやグループワーク等につながるのもよいでしょう。トラウマ治療を提供する施設もあります。スピリチュアルな指導ができる人、友人、12ステップを実践している近隣の方、依存症専門のカウンセラーなどから信頼できる人を選び、相談するのもよいでしょう。自分の過去と向き合う必要があるかもしれません。無理なく安全に取り組める問題から始めてください。これらのなかから自分に合ったやり方を選んでもいいし、もしかしたらまったく違うやり方があるかもしれません。

何人かの例をご紹介しましょう。ジョーダンという女性は子どもの頃に薬物依存症の親から繰り返し性的虐待を受けました。彼女は自分の過去と向き合う必要性は感じていたものの、まだ心の準備が整っていないことも直観していました。ですから薬物の乱用や依存が家族に及ぼす影響について勉強して知識をつけることから始めました。薬物依存症の両親のもとで育ったことによるトラウマを詳しく頭で理解することが彼女にとっては回復のよい出発点となりました。

コカイン依存症のマイケルはナルコティクス・アノニマスで回復し五年間薬物を断っています。依存症の回復プログラムに熱心に取り組んできた彼は、最近になって自分の過去のトラウマに向き合う必要性を自覚し、始めてきました。慎重な彼は、まず共依存アノニマス（Co-Dependents Anonymous : CoDA）のミーティングに参加し、共依存について勉強してみることにしました。

切羽詰まった状況からトラウマに向き合い始める場合もあります。サラが時折パニック発作に襲われるようになったのは三年位前でしたが、ここ数週間は発作の回数が増え症状も悪化してきたので、パニック障害に詳しい専門家の診察を受けてみました。トラウマ障害にも通じていたその専門家は、彼女をトラウマ治療のプログラムにつなげました。

ショーンはうつ症状に悩まされて専門家の援助を受けました。治療を続けた結果、背景にあるスクリーン依存とポルノ依存に向き合う必要性に気づかされました。

ジョセフは自分がアルコール依存症だとは夢にも思っていませんでした。ある日、娘を幼稚園に迎えに行かなければならない時にバーで酒を飲んでいた彼の頭のなかで、もうひとりの自分が彼に向かってこう叫んだのです。「お前はいったい何を考えているんだ？　今すぐバーから出るんだ！」彼はバーを飛び出すとすぐに近隣の依存症治療施設を調べ、翌日、治療プログラムにつながりました。

トラウマの治療を始めるにあたって自分の現状を考慮した上で、できる場所から無理せずにスタートするのは大切なことですが、自分が依存症を患っているかどうかは正確に把握しなければなりません。物質依存だけでなくプロセス依存についても、自分としっかり向き合ってください。依存症はトラウマ治療の妨げになります。安定した長期の回復を目指すのならば依存症の治療も並行して進めなければなりません。

この章ではトラウマ治療の全過程を詳しく紹介してゆきます。回復プロセスには大きな個人差があり、その人に合わせたアプローチを組み立てる必要がありますが、個別プログラムについては第8章で詳しく述べたいと思います。トラウマの治療には回復の七段階というすべての人に共通の部分があります。回復に向けて第一段階から順番に進んでゆきますが、段階ごとにはっきりとした区切りがあるわけではないのです。隣り合わせの複数の段階のなかに自分が同時にいる感じがすることもあります。回復を前進させるために、あえて前の段階に戻らなければならないときもあるでしょう。

では回復への七段階を一つひとつ順番に見てゆきましょう。

第一段階——グラウンディング

心が癒され回復するためには、まず精神を安定させることが必要です。自分の気持ちを落ち着かせる方法や、ありのままの自分を受け入れて安心するスキルを学びましょう。これらの方法を使えば、気持ちが乱れるようなことが起きてもすぐに感情を安定させることができます。過去のつらい出来事と向き合う作業をするときにも非常に役に立ちます。

昔から多くの人々が習得し実践してきたグラウンディングと呼ばれる一連のスキルがあります。怖れや怒り、罪の意識などで感情的に苦しいときにこのスキルを使えば、神経系と大脳辺縁系を落ち着かせることができ、前頭前皮質を使った思考作業にとって快適な環境を整えられるのです。

グラウンディングは第二段階以降の全回復過程の基礎となります。第一段階だけで終わるものではなく、残りのすべての段階にとってグラウンディングは必要不可欠な要素です。それだけでなく回復の全過程を終えた後でも、その後の人生のなかでずっと使い続け役立てるべきスキルです。

回復のための第二段階では自分の過去を振り返る作業をするので、当然のことながら当時の苦しい気持ちが蘇ってきます。そんなときもグラウンディングのテクニックを使えば、心の落ち着きを取り戻し、なおかつ、その湧きあがってきた感情を正面から受け止め、飲み込まれることなく感じ切り、必要であれば手放すことが可能になります。

グラウンディングは決して難しいテクニックではありません。もうすでにいくつかのグラウンディングテクニックをご存じの方もいるでしょう。グラウンディングテクニックの多くはお金もかからず、楽しみながらよい効果を得られるものです。

グラウンディングは日常生活のなかに取り入れるのがもっとも理想的です。毎日いくつかのグラウンディングを実践している方も大勢います。感情が乱れたときには、精神的な落ち着きを取り戻すためにこれらのスキルを大いに役立てていただきたいと思います。

グラウンディングが期待できる一般的な活動には以下のようなものがあります。

- 武道（気功、柔道、空手、テコンドーなど）

- 太極拳
- ヨガ
- 瞑想・黙想
- 創造的アート（絵画、彫刻、スケッチ、写真など）
- 手芸（刺繍、木工細工、折り紙、ビーズ、キルティング、和紙作りなど）
- ダンス
- 歌唱・合唱
- ライティング（日記、創作、詩作など）
- エクササイズ
- 園芸
- 自然に触れる
- 鍼灸

見落とされがちですが、以下のような活動もグラウンディング効果があります。

- 動物と一緒に遊んだり、何かを一緒にしたりする（猫をなでる、乗馬をする、犬と遊ぶ）。犬や馬はトラウマのヒーリング効果がきわめて高い動物であるという研究報告があります。
- クロスワードパズルや数独《すうどく》を楽しむ。神経学の専門家が、これらのゲームには精神を落ち着けるリラックス効果があり、集中力、認識力、忍耐力を高めるのに有効であると考え始めています。

•塗り絵やカラーリング。色を選んで塗る行為には心を落ち着かせ不安を和らげ意識レベルを高める効果があります。右脳と左脳（論理的領域と創造的領域）を同時に使いながら「今、ここ」に意識を集中させることができるのです。何十年も前にカールユング博士も大人が塗り絵をすることの治療効果を提唱していました。

•編み物。編み物をすることが心身両面に絶大なヒーリング効果を持つことは以前からよく知られ、それに関する研究論文も多く発表されています。単純作業を繰り返すことによって怖れの感情を鎮め、「戦うか逃げるかフリーズか」モードから抜け出しやすくなるのです。イギリスにおいて、うつ病患者三、五〇〇人に作業療法として編み物をしてもらったところ、八一％の被験者に精神状態の改善が見られたという報告があります。作業によって脳内におけるドーパミンとセロトニンのレベルが上昇し、抑うつ症状が緩和されたと考えられています。編み物をすると心が落ち着き、集中力が上がります。編み物は美しさと実用性を同時に追及できるクリエイティブな作業です。才能のあるなしにかかわらず目的意識や創造性が高められ、上質な達成感を得ることができます。ＰＴＳＤを含めた数々のトラウマ症状の治療にも積極的に取り入れられ成果を上げています。

ここからは、いつでもどこでもひとりで実践できるグラウンディング法をいくつかご紹介します。全部のエクササイズを書いてある通りに一度やってみてください。それから気に入ったものを選んで自分のものにしてください。瞑想的なものや視覚化エクササイズ的なものなどいろいろあります。マインドフルな心の安らぎが得られるものばかりを集めてみました。

シンプルな深呼吸

鼻から息をゆっくり吸いながら、肺をお腹のほうまでふくらませます。
お腹まで十分に空気がゆきわたったら、口からゆっくり息を吐きます。
このゆっくりとした深呼吸を三〇～四〇回繰り返します。
意識して回数を数えると雑念を防ぐことができます。

勢いよく息を吐き出す

両足を肩幅に広げ、しっかりと立ちます。
深呼吸を数回してください。
腕を体の横にだらりと自然におろし、肩の力を抜いてください。
鼻からゆっくりと時間をかけて深く息を吸います。
そして口から勢いよく息を吐き出します。
これを数分間繰り返してください。
考えがまとまらないときや、
頭にこびりついて離れないことがあるときにやってみるとよいでしょう。

手のひらを上、手のひらを下

心が痛む記憶、思い出、考え、イメージ、感情から解放されたいときにやってみることをお勧めします。

リラックスして座ります。

背筋は伸ばし、全身の力を抜いてください。

椅子を使っている場合は背もたれを使わずに浅く腰掛けてください。

眼は閉じるか、視線を下に向けてください。

呼吸に意識を集中します。

ゆっくりと四つ数えながら息を吸い、四つ数えながら息を吐きます。

四～五回繰り返して呼吸を整えます。

呼吸が整ったら、座ったまま手のひらを上に向けます。

ひじは腰のあたりにつけたままでも、

前方に腕をさし出すようにしてもよいでしょう。

今あなたが抱えている嫌な考え、感情、出来事が

すべて手のひらにのっているところをイメージしてください。

努めてイメージしながら、それらの重みを感じてください。

次に、手のひらをひっくり返します。

手のひらにのっていた嫌なものがすべて下に落ちてゆきます。

手のひらをまた上向きに戻してください。

手のひらには何ものっていないので、よいエネルギー、ポジティブな考えや感情、他人からの励ましなどをのせることができます。

一〇～二〇秒ほど手のひらを上に向けたままにします。

それからゆっくりと眼を開けます。

私の五感

リラックスできるように座ります。
眼は閉じるか、視線を下に向けてください。
気持ちが落ち着いたら、深呼吸を数回してください。
眼を閉じていた方は眼を開け、
視線を下げていた方は視線をもとに戻します。
まわりを見回し、黙ったままゆっくりと
見える物を五つ確認してください。
次に聞こえる音を四つ確認してください。
次に何かのにおいを三つ確認してください。
次に二つの味を確認してください。
最後に身体に触れている物の感触を一つ確認してください。

エクササイズを終えた後も、なるべく呼吸を感じながら一日を過ごしてください。

私は誰？　私は何処にいるの？

リラックスして、深呼吸を何回かします。
眼は閉じないでください。
以下のことを、ひとつずつ、ゆっくりと自分で確認してください。

あなたの名前
あなたの年齢
今日の曜日
今日の日付
今いる場所

一分間ほどゆっくりまわりを見まわしてください。あなたが今いる場所について何かひとつ気がついてみてください。もし建物のなかにいるなら、あなたのいる部屋の広さ、壁の色、どんな家具があるか、天井の高さなど、どんなことでもかまいません。もし屋外にいるなら、あなたのいる場所の地面はどうなっているか、まわりにどんな植物が生えているか、空には太陽や月や雲は見えるか、地平線は見えるか、まわりの音はどうか、何かにおいはするかなどです。
そして深呼吸をしばらく繰り返してください。

光のサークル

リラックスして椅子に座るか、仰向けに寝て頭の下と膝の下に枕を入れてください。
片手を胸の上、反対の手をお腹の上にのせます。
六つ数えながらゆっくりと息を吸い、
胸からお腹までしっかりと空気をゆきわたらせてください。
息が入って胸とお腹が膨らむのを手で確認してください。
ゆっくりと自然に息を吐き出します。
もう一度、六つ数えながら息をゆっくりと吸い、
胸とお腹が膨らむのを確認したら、
ゆっくりと自然に息を吐き出します。
この呼吸を気持ちが落ち着いて安心を感じるまで、
数分間続けてください。
一〇分たっても気持ちが落ち着かないようなら、
このエクササイズは中止してください。
続けて行うのなら、気持ちが落ち着いた時点で眼を閉じます。

次に息を吸う時に、あなたの目の前に癒しの光（Healing Light）の大きな輪が現れるのをイメージしてください。大きさや形や色などはあなたの好みでかまいません。

光の輪のイメージができたら、次はあなた自身がその輪のなかに入ってゆきます。そしてあなたの体全体がゆっくりと癒しの光で包まれてゆきます。

次に息を吸う時に、癒しの光を思い切り吸い込んでください。

そして息を吐く時は、今あなたが抱えている緊張感、心配事、悲しいこと、悩み事を一緒に吐き出してください。

癒しの光を吸い込み、緊張や不安、心配事を吐き出す呼吸を数分間繰り返します。ここでエクササイズを終わりにしてもかまいません。

エクササイズを続けるならば、次に、癒しの光があなたの体をやさしくマッサージするイメージを描いてゆきます。まずは頭のてっぺんから、次第に顔や頭の後ろへと下がり、首まで降りてきます。

次に癒しの光は肩から肩甲骨のほうへとマッサージを進めてゆきます。胴と腕をそれぞれほぐしながらさらに下へと降りてゆきます。手から指へと光が降りてくるのを感じてください。そして指の先から光が離れる時に体の緊張感も一緒にあなたから去ってゆきます。

癒しの光はさらに胴から腰やおしりのほうへとマッサージを進めます。

ゆっくりと足からかかとへと降りてゆく光を感じてください。そして光は足の指を包み込みます。

足の指を一本ずつほぐし終わり、光が体から離れてゆく時、まだ残っている緊張も光とともにすべてあなたから去ってゆきます。

最後に手や足の指を小刻みに揺らすなどしてすっきり仕上げましょう。

癒しのカラー

リラックスしてクッションか椅子の縁に座り、
背筋を柔らかくまっすぐ伸ばします。

深呼吸を一〜二分間ゆっくりと繰り返してください。

眼を閉じてさらに深呼吸を数回します。

美しくて安心できる場所をひとつイメージしてください。瑞々しい川辺、太陽のふりそそぐ砂浜、穏やかな海を航海する船のデッキ、自宅の居間にあるお気に入りのソファ、自宅の庭のお気に入りの場所など、どこか選んでください。

今あなたはその場所にいます。イメージしてください。屋外ならばそよ風が顔に気持ちよく、屋内ならば窓の外に素敵な景色が広がっています。

ひとりでその場所にいてもいいし、誰か気の置けない人々と一緒にいてもかまいません。

深呼吸を繰り返しながら、その場所に色が現れるようにイメージします。それは愛情や思いやり、安心を感じる色です。無理に考えて色を作り出さずに、色が自然に現れてくるのを待ちましょう。青、紫、オレンジ、赤、黄、緑など人によって違った色が現れてくるでしょう。その安心してリラックスできる色が辺り一面に拡がってゆきます。

この美しくて安心できる場所を心ゆくまで味わってください。そして自分はいつでもこの場所に帰って来られることを覚えておきましょう。

シンプルなマインドフルネス瞑想

クッションか椅子の縁にまっすぐに座り背筋を伸ばします。安定した座位であることが大切です。

ゆっくりと静かで深い深呼吸を何度か行います。目線は下向き四五度ぐらいがよいでしょう。まぶたをリラックスさせます。眼は閉じても半眼でもかまいません。

自然な呼吸を続けながら、体に空気が入り、そして体から出ていくのを感じてください。お腹を少し膨らませるように横隔膜を使って息を吸います。

鼻から入り体のなかを降りてゆく空気の流れに意識を向けてください。体のなかを昇ってきて、体から出てゆく空気の流れにも意識を向けてください。

意識のなかに思考や感情が現れてきたら、それらを手放せるように再び呼吸に意識を戻します。いろいろな考えや気持ちが繰り返し現れてくるでしょう。その度に呼吸に意識を向けなおし、それらを手放してゆきます。

最初は五分ぐらいから始めて、だんだんと長くやれるようにしましょう。二〇分以上できるようになれば理想的です。瞑想を終えたら眼を開けてゆっくりと立ち上がり生活の場に戻ってゆきましょう。

瞑想やマインドフルネスは効果的なグラウンディングテクニックのひとつですが、そのほかにも以下にあげるようなたくさんのメリットがあります。

- 記憶力が高まる。
- 強迫観念や雑念を鎮める。
- ストレスを和らげる。
- 打たれ強くなる。
- 人生をポジティブに考えられるようになり、感謝の気持ちが湧く。
- 集中力がつく。
- 心身ともにエネルギッシュになる。
- うつが改善する。
- 習慣化した依存的行為を止めやすくなる。
- 依存物質や嗜癖行動を断つことに伴う苦痛や不安を和らげる。
- 感情的になりやすい体質が改善される。激高しなくなる。
- 血圧が下がる。
- 慢性痛が改善する。
- 寝つきや寝起きがよく、安眠できるようになる。
- 創造力が湧き、新しいアイデアが生まれる。
- 自分や他人を大切にできるようになる。

グラウンディングのテクニックとしてここで紹介したものはすべて道具もいらず、特別な能力やトレーニングも必要ないものばかりです。もしあなたがスマホやＩＴ技術を駆使した高度なグラウンディング法に興味があるなら、以下に示す二つのサイトをぜひチェックしてみてください。マインドフルネスの実践ができるアプリなどいろいろと役立つものが見つかるはずです。

- My Calm Beat : mybrainsolutions.com/mycalmbeat
- Heart Math : heartmath.com

第二段階——自分の過去という物語

グラウンディングを経て気持ちに安定感が出てきたら、第二段階に進みます。無理せず自分のペースで進めてください。ここでしなければならないことは、あなた自身のトラウマ被害体験ともう一度向き合う作業です。次のような質問を自分に問いかけることから始めます。何が起きて私はあれほど傷つけられたのか？あの時、私が必要としていたのに与えられなかったモノは何だったのか？　これらの質問への答えを探るうちにだんだんと否認が解け始め、トラウマ的体験がより明確に見えてきます。そして失った物や喪失感に対する健全な取り組みをする下地ができてくるのです。より高い視点からその出来事を見ることによって、トラウマの束縛から自分を解き放ち、人生を前に進めることができます。過去のことはきれいさっぱり忘れましょう、ということでは決してありません。過去の出来事に支配された自分の物語を少しずつ書き変える試みです。苦しくて心が痛むだけの使い古したシナリオを手放し、自由で新しい物語の展開を探り出してゆくのです。

「私は過去にトラウマがあった事実を否認していました」と宣言したからといって否認が解けたことにはなりません。トラウマ被害にあった人の多くは、他人に対してだけではなく自分に対してもその出来事のインパクトを誤魔化しています。依存症家庭で育った人は特にその傾向が強いのです。日常的に起こる虐待から生き延びるために子ども時代に身につけたスキルは根強く残ります。「たいしたことではなかった」、「仕方がなかった」、「よい面もあった」と思い込むこと、過去の出来事を変えてしまうこと、完全に否認してしまうことをしながら、何とか今日まで生き延びてきたのですから、そう簡単に手放せるものではありません。

成長した今のあなたは病んだ家族に縛られている無力な子どもではないのですから否認する必要はないし、それは何の役にも立たないはずです。否認は心の傷への癒しや回復を妨げる障害物でしかありません。否認を解くという作業は非常に重要なのです。「今、ここ」にいる自分に正直になれた時にあなたは否認を手放すことの素晴らしさを発見するでしょう。

過去を振り返る作業は、自分の内に秘めているパワーを掘り起こすエンパワメントという側面を持っています。今までの人生では、常に自分を守っていなくては危険だという理不尽な思い込みを抱えて生きてきたのです。その重荷から解放されると将来への選択肢が見えてきます。それを選ぶパワーが自分にあることを感じ始めます。拒絶されたり叱られたりすることを怖れずに、ありのままの自分をさらけ出して正直に話せること。この自由の素晴らしさをしみじみ感じるようになります。

過去を振り返る過程のなかに「誰かを責める」という作業は存在しません。真実を受け入れることと責任の所在を明らかにすることはまったく違います。過去に傷つけられたという事実を受け入れ、そしてどのように傷つけられたかを確認し、その上で自分の回復に自分が取り組むだけです。誰かに仕返しをする必要はありません。この過程に対するよくある批判に「過去へのとらわれをかえって助長するのではないか」というものがあります。傷口をまじまじと見たら余計に悲しくなってしまうから、傷には触れずにそっとしておきましょう、という「ダメージモデル」の考え方です。この考え方は間違っています。過去に起きたことを受け入れ真摯な気持ちでその傷口を観察しなければ、その傷を治療することはできません。過去を手放せないまま古傷の痛みを抱えて生きていくことになります。

腕を骨折して病院に行ったのに、医師に「初めて骨折したわけじゃないんだから、痛いぐらいで騒ぐな」と言われて何もしてもらえなかったら、あなたはどうしますか？　普通の医師は骨を正常な位置に戻してギプスで固定してくれます。そうすれば程なく痛みも和らいでくるはずです。トラウマは不治の病ではありません。ひどい痛みを伴いますが治療可能な疾患です。骨折してひどい痛みに苦しめられていても、それで人生はすべて終わりだと思う人はいないはずです。

カウンセリングの場などでトラウマを伴う過去の出来事を話してもらおうとすると、クライアントの多くは言葉が出なくなってしまいます。これはまったく正常な反応です。人間はトラウマ的な出来事に見舞われると大脳の言語中枢が活動を停止します。後になってその出来事を思い出すときにも同じことが起こります。気持ちが圧倒され頭が混乱してしまうので、状況や感情の言語化ができなくなるのです。これはまったく異常なことではありません。そんなクライアントでもトラウマ治療の専門家が注意深く誠意をこめてアプローチすれば、徐々に起きた出来事を言語化できるようになります。いきなり水に飛び込むのではなくて、まず足の指を一本入れては出しながらゆっくりと水に慣れてゆく感じです。心身がコントロールを失わないように安全な場所で信頼するカウンセラーに導かれながら徐々にその記憶をひも解いてゆくのです。

第三段階——過去の感情を探る

過去のトラウマと向き合うことをかたくなに拒み続ける方々の気持ちは痛いほどわかります。あのひどい心の痛みを再び感じるくらいなら、トラウマを抱えたまま生きるほうを選ぶのはわかります。しかしトラウマを抱え続けることにも心の痛みは伴うのです。あなたはもうすでに何年も何十年もその痛みに耐えているのかもしれません。

トラウマのカウンセリングを初めて受けるクライアントの多くは、もし過去の出来事を直視したら自分に何が起こるかわからない、という不安を抱えています。あまりの精神的苦痛で自分は狂ってしまうのではないか、凶暴になってとんでもないことをするのではないかと心配しています。この恐怖感があまりにも強く、理性的な判断を妨げるのです。

トラウマ被害者は特定の感情を麻痺させることで何とか日常生活をしのいでいる場合が多くみられます。ちょっとでも油断したらいろいろな感情が津波のように押し寄せてきて、自分はそれにのみ込まれてしまうという怖れを常に抱いています。もしあなたがこの状態に当てはまるのなら専門家による治療が絶対に必要です。安心感の持てる場所で精神的サポートを受けながら健全な情緒を取り戻してください。回復のペースは専門家にお任せして、必要以上に大きく感情を揺さぶらない治療法を選ぶのがよいでしょう。

感情を持つのは人間として当たり前のことです。感情や気持ちはあなたを傷つけるために生じるのではなく、あなたの内面の状況を伝えようとしているのです。感情は、単にあなたの心の温度を絶え間なく伝える装置に過ぎないのですから「正しい感情」も「間違った感情」もありません。刻一刻と変化する数値を伝えてくるだけです。変化が激しいときもあれば、穏やかな状態が続くこともあります。

ひとつ大事なことは、自分の感情にとらわれ過ぎないことです。もちろん感情はあなたの大切な一部ですが、決してあなたのすべてではありません。長い間抑圧してきた感情を、あえて引っ張り出してきて正面から向き合う作業は慣れない感じがして、気持ちが混乱します。まったく正常な反応です。何年もの間、その感情に見て見ぬふりを続けてきたのです。その感情を健全に感じる方法を一から新しく学んでいるのです。

自分の感情を感じられるようになることは、実はこの上なく素晴らしいことなのです。なぜならすべての感情には健全なパワーを生み出す大事なヒントが隠されているからです。たとえば健全な怒りがよい原動力になる場合もあるし、怖れのおかげで注意力が高まり難を逃れることもあるでしょう。さらに大切なことして、感情は自分に必要なものを伝えてくれます。トラウマ被害者の多くは自分に何が必要なのかわかりません。自分の感情を感じられる人は自分のニーズを知っています。今、自分は悲しい気持ちがするから、誰かになぐさめてほしいし支えてもらいたい。今、自分は恐怖を感じ混乱しているので、現状を知るための情報が必要である。時には、「今は感情を殺さずに、しっかりと自分の気持ちを把握しなさい」というメッセージが届くこともあるでしょう。多くの感情は必ずしも素早い行動や決断を要求しません。ただ感じてほしいのです。

将来起こることに対して、私たちはよく理不尽に大きな怖れを抱いてしまいます。以下にあげたエクササイズは、そんな時に現実感を取り戻すのに役立つでしょう。

私は何を怖れているのか？

リラックスして椅子に座ってください。二〜三分、深呼吸をしながら気持ちを落ち着かせましょう。それから眼を閉じます。子どもの頃、何か怖い思いをした時のことを思い出してください。

今、その時の幼いあなた自身が目の前に立っています。心のなかで、怖がっているその子に尋ねてください。「あなたはどうして自分のことを正直に誰かに伝えることを怖がっているの？　あなたが悲しんでいること、怖れていること、恥に思っていること、怒っていること、寂しいこと、無力なこと、ダメになってしまいそうなこと、秘密にしていること、これらを誰かに知られたら何が起きると思っているの？」

一つひとつその子に問いかけて、返ってくる答えを想像してください。

このエクササイズを行ったたくさんの方に聞いたところ、以下のような答えが多かったようです。

- 私は利用される。
- 頬を引っぱたかれる。
- 私は丸くうずくまって、そのまま死んでしまう。
- 私は泣き出してしまうが、誰も見向きもしない。
- 私は狂ってしまう。

• 怒りが爆発して、コントロールを失う。

これらの答えはある意味すべて理にかなっており、すべてトラウマを抱えた幼い子どもの無力感から来ています。

トラウマから回復しない限り、理不尽な境遇を強いられながらも為す術がなかった子ども時代の無力感をそのまま引きずって生き続けることになります。怖れに満ちた子ども時代の心のまま、現在を生きているのです。自分の持っている怖れを紙に書き出したり、誰かにそれらを話してみたりすると、大人になった現在の自分には当てはまらないことが多いのに気づくはずです。また自分の持つ弱さを誠実に認めることで、自分自身を思いやる気持ちが芽生えるだけでなく、現在の自分の状況がその当時とは違い、多くの場合、ずいぶんよくなっていることを再確認できます。いまだに感じる子ども時代の無力感とともに、大人に成長するまでに自分が獲得した力の存在もしっかりと認識しましょう。

ずっと抱えてきた怖れの対象が現在にも当てはまる場合、それを怖れずに済むためには、自分には今何が必要なのかを探ってみてください。カウンセラーや回復プログラムのスポンサー、仲間とそのことについて話し合うことから始めるのがよいでしょう。

トラウマを抱えるに至ったストーリーを掘り起こす作業は人によってまったく異なります。最初から細かい部分を思い出そうとする人もいれば、もっとも鮮明に覚えている出来事からスタートする人もいます。たくさんある過去の出来事のなかでも、それほどひどくなく思い出しやすい部分から取り掛かる人もいれば、それとは逆に、心がいちばん痛みそうな最悪の出来事を最初に取り上げる人もいます。この作業にはひとつの正しいやり方というのはありません。それぞれの人のそれぞれのやり方がすべて正しいやり方であり、それによって回復を前進させることができます。

時間のかかる作業ですが、過去の記憶が少しずつ蘇り、より鮮明になってゆきます。思い出した出来事は時間をおいて、何度か繰り返しその記憶をたどりなおしてみることをお勧めします。その出来事に関して新たなことを思い出したり、洞察が深まったりするからです。

出来事の詳細を思い出すことよりも、あなたがその時に抱いた感情を探ることが何より大切です。当時のことをすべて思い出すのは無理ですし、その必要もありません。トラウマの要因となる出来事を具体的にはまったく思い出せない場合もありますが、その頃に感じた心の痛みや不快な感覚がほんの少し蘇るだけでも素晴らしい前進なのです。

男性読者の方へ

私たちの文化圏では往々にして「男性は決して自分の感情を表に出してはならない。唯一の例外は怒りの感情である」と教えられます。トラウマや依存症に関わる場合だけでなく、それが社会一般の通念となっています。

教育者でもあるダン・グリフィン氏は、社会が男性に無理やり押し付ける数々の規範について語り続けている作家のひとりです。その規範をいくつかあげてみましょう。


➜助けを求めてはならない。

➜男は人前で泣いてはならない。

↓自分が持っている「怖れ、寂しさ、弱点、劣等感」を他人に話してはならない。
↓自分の弱点や欠点は絶対に他人に見せてはならない。
↓「男らしい」とは、力強さを身につけ、それを使い、それを見せつけることである。

トラウマ被害者の多くは痛々しい感情を再び感じるのが怖くて過去を掘り起こす作業に取り掛かることができません。ここにあげた男性特有の社会通念は回復へのさらなる妨げになっています。依存症者のいる家庭では、その家族は自分の気持ちを感じることや感情を表現することに対して消極的になりますが、これらの男性像はさらにその傾向に拍車をかけるものとなります。

多くの男性が社会から押し付けられた男らしい男性像に苦しんでいます。心の傷や自分の弱さをさらけ出すことができず自分の殻に閉じこもってしまいます。アメリカでは性的虐待を受けた男性がその出来事を誰かに打ち明けられるようになるまでに平均して約二〇年かかると言われています。その間にトラウマ被害から来る精神的痛みや罪悪感は心のなかで膿となり、不安障害、うつ病、依存症の温床となります。

しかし、たくさんの勇気ある男性が、この「男らしい男性像」を打ち破り、お互い助け合いながら回復の道を歩んでいるのも事実です。安全な場所を確保し、仲間と一緒に自らの気持ちを感じ取り、それを表現し合うことによって喪失感、劣等感、怖れ、罪悪感などの心の傷を少しずつ癒しているのです。

もしあなたが「男らしい男性像」に縛られ、身動きが取れなくなっているなら、今こそそれを打ち破るチャンスだと考えてください。

第四段階――過去と現在をつなぐ

トラウマから回復する過程の一環として、「自分の過去のトラウマは、現在の自分にどんな影響を与えているか？」という質問はきわめて重要です。この質問は以下のようにかみ砕いて考えるとより答えやすくなります。

- トラウマは配偶者やパートナーとの関係にどんな影響を与えているか？
- トラウマは自分の子どもとの親子関係にどんな影響を与えているか？
- トラウマは職場での自分にどんな影響を与えているか？
- トラウマは友人たちとの人間関係にどんな影響を与えているか？
- トラウマは私の自分自身に対する考えにどんな影響を与えているか？

第五段階――誤った信念を書きかえる

トラウマを放置しながらも長年生き延びてきた人々は、何かしら自分なりに身につけたやり方や信念を持っています。現在のあなたも過去に身につけたそういった信念に無意識に従いながら考えたり行動したりしています。大昔に身につけたそれらの信念は子どもだったあなたが当時を生き延びるためには非常に有効だったはずですが、現在のあなたにとってはあまり役立ちません。それどころかあなたが自分らしい人生を生きる妨げとなっているのです。

この問題に取り組むために、まず以下の質問に答えてください。自分の答えをノートに書き留めておきましょう。

- トラウマ被害がきっかけで、あなたが自分なりに身につけた信念や考え方は何ですか？
- あなたが若かったその当時、その信念のためにあなたが傷ついたり、生きづらかったりしたことはありますか？
- あなたが若かったその当時、その信念があなたの役に立ったことはありますか？
- 現在、その信念のためにあなたが傷ついたり、生きづらかったりしますか？
- 現在、その信念があなたの役に立っていますか？
- 現在、その信念があなたにとって大切な誰かを傷つけたり、生きづらい思いをさせたりしていませんか？

- 現在、その信念があなたにとって大切な誰かの役に立っていますか？
- その信念のなかで、これからも持ち続けていきたいものはどれですか？
- その信念のなかで、もう手放したいものはどれですか？
- 手放す信念の代わりに、これから身につけてゆきたい新たな信念は何ですか？

右にあげた質問に答えてゆく前に、ほかのトラウマ被害者の方々が若い頃に身につけた信念を以下に示しますので参考にしてください。

- 誰も信頼してはならない。
- 私なんかを助けてくれたり、援助してくれたりする人がいるわけがない。
- 私は生きる価値のないくだらない人間だ。
- 何をするときでも正しく完璧にやらなければ、後で大変なことが起きる。
- まわりの人間のニーズを満たすことが大切だ。そのためには私のニーズなど後回しでよい。
- しなければならないことがたくさんある。遊んだり楽しんだりする暇はない。
- まわりの人たちの世話をするのは私の義務だ。
- 私は何をやってもダメな人間だ。
- 私は他人に好かれるような人間でも、他人から愛されるべき人間でもない。
- 私は何をやってもいつも失敗する。
- 私がどんなにがんばっても何も変わりはしない。

- 私は何をやっても、他人を満足させることはできない。

信念についての最初のセットの質問に答えづらい場合は、以下のセットの質問なら答えやすいかもしれません。

- この世界のなかであなたの居場所はどこだと信じていますか？
- 配偶者やパートナーとしてのあなたはどんな人だと信じていますか？
- 親としてのあなたはどんな人だと信じていますか？
- 友人としてのあなたはどんな人だと信じていますか？
- 職場でのあなたはどんな人だと信じていますか？
- あなたが得意なことや、能力を活かせることについてどう思っていますか？
- あなたが不得意なことや、才能のないことについてどう思っていますか？
- 人生とはどんなものだと信じていますか？
- まわりの人はあなたをどんな人だと思っていると考えていますか？
- まわりの人のためにあなたがしなければならないことは何だと考えていますか？

これらの質問への答えが頭のなかに浮かんで来たらノートに書いてください。次にあなたが書き留めたこれらの信念を丹念に検証してゆきます。一つひとつの信念に対して次の二つの問いかけをして答えをノートに書いてください。

- この信念はどんなときにあなたの役に立ちましたか？
- この信念はどんなときにあなたに害を及ぼしましたか？

あなたに害を及ぼした信念には印をつけてください。その信念があったために、あなたは生きるために大切な何かのスキルを学び損ねた可能性があります。たとえば、「自分のニーズは重要ではない」という信念を持っている人は、自分のニーズを適切に相手に伝えるスキルを学ぼうとはしないでしょう。「私は何をやっても、他人を満足させることはできない」という信念を持った人は、新しいやり方を工夫したり、自分の限界に挑戦したりしないでしょう。「他人の世話をすることは自分の義務だ」という信念を持っている人は、セルフケアをする方法を身につけることはできません。

ここからは誤った信念を変えてゆく作業に移ります。あなたが書いた自分の信念は石板に刻まれた文字ではありません。いつでも変えられるものです。そのまま持ち続けることもできるし、捨ててしまうこともできるし、現実味のあるポジティブなものに修正することもできます。長い間持ち続けた信念を修正することをリフレーミングと言います。専門のセラピストと一緒に取り組むのが理想的ですが、ひとりでやることも十分可能です。

表1にはあなたの可能性を封じ込める古い信念と、ポジティブに修正され自分の意志で選んだ新しい信念が対比してあります。

現在のあなたは自分で責任のとれる成長した大人なのですから、どんな信念のもとにどのように生きようと自由です。その信念の根拠がどこにあってもかまいません。ただ自分の意志で何かを信じ、自分の意志で何かを信じないことを選択しているという意識は持ち続けてください。

表1　あなたの信念体系は？

古い間違った信念	修正された新しい信念
人間は信頼すべきでない。	すべての人を無条件で信頼すべきではないが、ほとんどの人間は多かれ少なかれ信頼できる存在である。
頼まれたら断ってはならない。もし断ったら、私は利己的で失礼な人間だと思われてしまう。	断りたいときに断っても、私は他人に流されないフェアで寛大な人間であることができる。
私には遊んでいる暇はない。	楽しい時間をつくるのは大切なことだ。
絶対にミスをしてはならない。	私は人間なのだから時にはミスをする。

たとえば以下のように自分に言い聞かせる必要はありませんか？「今までずっと自分は不器用で不注意な人間だと信じ続けてきました。父親にいつもそう言われていたからです。でも自分は決してそんな人間ではないことがわかりました。自分について誤った信念を父親から押し付けられただけでした。私は完璧な人間ではありませんが人の話をちゃんと聞けるし注意力も十分にあります。私は不器用ではありません。注意深く取り組めば大概のことは人並みにやることができます。ミスをすることもありますが、そこからしっかりと学び自分を改善できます」。「母親からいつも言われ続けてきたことがある。間違ってはいないし自分の役にも立ってきた。これからはそれを母親の考えとしてではなく、私自身の信念として持ち続けよう。私にとって持ち続ける価値のある信念だからだ」。

自分の持っている信念を検証していると、きわめて強い感情が湧きあがってくることがあります。誰にでも起こることなので心配する必要はありませんが、その感情が持っている意味を探ることは非常に重要です。たとえば、「自分のニーズなど満たす必要がない」という信念を抱えて長年生きてきたことに気づいた途端、強い怒りの感情がこみ上げてきたとしましょう。これは正常な反応です。自分を傷つける有害な信念に対する健全な怒りです。その怒りは「有害な信念を私に植え付けた人々は私を傷つけた」という過去の事実をあなたに伝えようとしているのです。誤った信念を捨て去り、自分のためになる正しい信念に置き換える必要性を訴えているのです。

自分に役立つ健全で新しい信念を持つことは、あなたがトラウマから回復するために必要不可欠な過程です。ところがこの過程をないがしろにする人が意外に多いのです。わざとらしい感じや、強制されている感じがして嫌だという人もいれば、こんな作業は自分には必要ないと思ってしまう人もいます。しかしトラウマ治療に長年関わった私自身の経験から、この過程は回復プログラムのなかでもきわめて重要な位置を占めていると確信しています。あなたの心のなかに埋まっている数多くの信念を掘り起こし、探しあて、必要であれば修正する作業を注意深く徹底的にやってほしいのです。自分を大切にすることを学んでほしいのです。

この過程について最後に付け加えたいことは、自分の信念をすべて修正する必要はないということです。あなたの信念のなかには健全でポジティブなものもあるはずです。自分の役に立つ信念は意識してこれからもしっかりと持ち続けてください。

第六段階――新しいスキルを学ぶ

トラウマを抱えたために無力で役立たずの人間になってしまうことはまずありません。反対に、トラウマのおかげで生き抜くための大切なスキルを身につける人は数多くいます。常に問題だらけの家庭で育ったがゆえに高い問題処理能力を身につける人もいれば、子どもの頃から弟や妹の分まで食事作りをしなければならなかったがゆえに手さばきのよい優秀な調理師になれた人もいるでしょう。子ども時代に相手が望む通りのことを確実に実行しなければ体罰を受けた人は、相手の気持ちになって注意深く話を聞くスキルを身につけるのは当然です。

それらのスキルが悪いというのではありません。これからもそれらのスキルを十分に活かしてほしいのですが、ここでは自分が学びそこねたスキルに目を向け始めてほしいのです。普通の人は成長するなかで自然に学びとるあたりまえのスキルをあなたは持っていない可能性があるのです。たとえば頼みごとを断るスキル、いろいろな角度から問題を見て複数の解決法を探る能力、休暇を取ってリラックスするスキルなどです。まわりの健全な人々はいとも簡単にやっていることがあなたにとっては実現不可能ということがありませんか？

あなたが間違っているとか、能力が足りないと言うのではありません。今までの人生のなかでそれらのスキルを学ぶ機会がなかっただけの話です。親がよいお手本にならなかったからかもしれません。あるいは親からそういったスキルを否定するように教え込まれたかもしれません。

ほかの人にとっては当たり前のスキルを身につけないまま大人になると、それを隠す必要に迫られます。日常生活のなかで気持ちが混乱したり、何でもないことに不安を抱えたりするようになります。その混乱や不安を表に出さないようにしますが、もしバレたらどうしよう、馬鹿にされるのではないか、職を失うのではないか、恥ずかしい思いをするのではないかという恐怖にとらわれます。そういうことが起きないように、まわりの人や物事を必死に操り大変なエネルギーを消耗します。

トラウマ被害者、特に子ども時代に繰り返し虐待を受けた人は以下のような能力やスキルを身につけていないことが多いです。

・援助を求めるスキル

- 問題処理能力
- 他人との交渉能力
- 自発的に率先して物事にあたる能力
- 実行に移す能力
- 自分の限界や境界線を相手に伝えるスキル
- 断るスキル
- 自分の感情を適切な方法で正直に伝える能力
- 心を開いて相手の立場を尊重しながら聞くスキル

依存症とトラウマの両方を抱えた人は、単なるスキルの欠如ではなく情緒面の問題を背景に持っている場合が多くあります。新しいスキルを学び始めることが危険で怖いことに感じる人もいます。自分の内にある何かの信念が働いて、どうしようもない抵抗感が生じてしまう人もいます。

ウィルの例で説明しましょう。彼は常日頃から他人に流されずに生きたいと感じていましたが、他人からの頼みをどうしても断れない自分に悩んでいました。自己主張ができるようになりたくてアサーションのクラスを受講し、行動療法に取り組みますがうまくいきません。トラウマと依存症を抱えるウィルはそれらが原因で対人関係の苦しさが生じていることに気づいていないのです。他人に「ノー」と言えないのは、「他人からの頼みを断わる人間は悪い人だ」という間違った信念や「まわりの人との間に境界線を引くと何か大変なことが起こるに違いない」という思い込みがあるからなのです。上辺の行動だけを変えようとしても解決はしません。

ウィルはそれらの誤った信念を子ども時代に母親から植え付けられました。シングルマザーでアルコール依存症を患い、その上に鎮痛剤も乱用していた母親に、「あなただけが頼りだから」と言われ続けて育ちました。ウィルは母親からの頼まれ事はすべて文句を言わずやりとげました。そうしなければ母親は死んでしまうと信じていたからです。もし母親が死んだら、それは自分の責任になると信じていました。彼が一一歳になった頃には、母親の体調が悪い日の食事作りと掃除は彼の役割でした。電話がかかってくれば母親は外出していると嘘を言い、泥酔して気を失っている母親のために近所の人に悟られないように作り話をするのも彼の役割でした。

こんな育ち方を強いられたウィルが、大人になって頼まれ事を断れないのは当然です。自分に自信がないから断れないのではなく、頼まれ事を断るという行為と自分のせいで母親が死ぬという考えが意識の奥底でつながっているのです。

アサーションのクラスが始まった途端、ウィルの頭のなかに昔の出来事や感情が洪水のように押し寄せました。怖れや怒りの感情が渦巻いて混乱状態になりクラスを飛び出してしまいます。建物の外に出ても彼の呼吸は乱れたまま、身体は震え続けています。「これはいったい何なのだ？　私のどこがおかしいのだ？」と頭のなかで自分に問い続けました。

ウィルはどこも悪くありません。「ノー」と言えない背後にあるトラウマを放置したまま、アサーションのクラスを受講するのは時期尚早だっただけなのです。「ノー」とうまく言えるようになる前に、「ノー」という言葉に付随している自分自身の感情と向き合うことが必要だったのです。

レズリーの例もあげましょう。彼女は緊張しやすく心配症で、何の前触れもなくパニック発作を起こす人です。パートナーのヴィッキーは彼女にリラクゼーションのクラスを受講することを強く勧めました。レズリーもそれはいい考えだと思い、近所の教会で開かれるワークショップに参加しました。ワークショップが始まってから一時間ほどすると、突然レズリーは強烈なパニック発作に襲われました。教会から飛び出した彼女は一目散に車で家に戻るとヴィッキーにすがりつき泣き崩れました。それでも彼女の身体はしばらく震え続けていました。

レズリーはアルコール依存症の家庭で育ちました。三人姉弟の長女だった彼女は、物心つくとすぐに妹や弟の親代わりをさせられるようになりました。家のなかの秩序と静けさを保つのは彼女の責任でした。それがうまくいかないときには圧倒的な恐怖感を覚えました。その後、レズリーは大学を卒業し就職します。やりがいのある仕事に就き給料もよく、パートナーのヴィッキーとの関係もうまくいっていました。そんな矢先にパニック発作が起こるようになったのです。

リラクゼーションのクラスの何かが彼女のトラウマ症状の引き金となりパニック発作が起きたのでしょう。レズリーは子どもの頃、遊んだりリラックスしたりする時間はまったくありませんでした。妹や弟を注意深く見守っていなければならなかったからです。自分の身の回りのすべてをしっかりとコントロールしていないと気持ちが落ち着きませんでした。

パニック発作の数週間後にレズリーはトラウマの治療を受けるため専門家を探し始めます。眼球運動による脱感作と再処理法（Eye Movement Desensitization and Reprocessing : EMDR）とマインドフルネスを実践するセラピストのもとで、彼女は長年記憶の奥底に埋まっていた子ども時代のトラウマ体験を掘り起こし、それを言語化する作業をようやく始めることができました。

トラウマからの回復に取り組む人々が直面する大きな問題のひとつに、新しいスキルを習得するタイミングの選択があります。依存症を伴っている場合それはさらに困難になります。「新たなスキルの習得」が七段階の回復プログラムのなかで六番目に位置しているのには理由があります。早過ぎるチャレンジは危険なのです。

理性をつかさどる大脳皮質は、どうすれば新しいスキルを習得し、行動パターンを変えられるかわかっています。しかし人間は理性だけで生きてはいません。感情と身体を持った生き物なのです。そしてトラウマが蓄積するのは身体です。頭だけを使って理性で無理やり回復しようとすれば、身体に宿ったトラウマによる鋭い感情的な反発を食らってしまいます。

トラウマ治療に来る新しいクライアントは私によくこう言います。「クラウディア、具体的に何をすれば回復できるか教えてください。過去を振り返ったりするのは嫌です。思い出したくないのです。トラウマの本質など知りたくありません。さっさと回復して前に進みたいのです」。

あなたは前に進んでゆきます。もうすでに進み始めています。真正面からトラウマを克服するなんて難しすぎると怖気づかないでください。自分の歩幅と自分のペースで前に進むだけでよいのです。一足飛びに回復する人はいません。玉ねぎの皮を一枚ずつ剥くように、小さな一歩を重ねながら回復してゆくしかないのです。

ここまで六段階を説明してきました。回復プログラムの最後の段階である第七段階は、新しいあなたの物語を創り出す作業です。前向きな力が湧いてくるような希望に満ちた物語を描き上げましょう。この本の第11章では、物語の書き方を具体的にステップバイステップでお見せします。でもそれを始める前にスピリチュアリティに触れておきたいのです。そして次の第8章ではいろいろな回復プログラムとその実践法、あなたの回復をサポートしてくれるガイド役の専門家や回復の仲間たちについて述べたいと思います。

スピリチュアリティとトラウマからの回復

トラウマと依存症の両方に苦しめられた経験のある人々の多くは、その回復過程のなかで信仰とスピリチュアリティの問題に直面します。出口が見えずに苦しんでいる時に、神やハイヤーパワーとのつながりを考えるエネルギーや時間など、あろうはずもありません。周囲の人の言動が気になり、それに反応したり、必死に自分を守ろうとしたりしながら、何とかここまで生き延びてきたのです。他人があなたをどう思うか、他人があなたの言動をどう評価するかで自分の存在価値を決めていました。誰かに喜ばれること、誰かが必要なものをその人に提供すること、誰かの世話を焼くことが生きることのすべてでした。

回復の道を歩み始め、この段階まで来たあなたはそろそろ自分自身のなかに霊的なスピリチュアリティを求める何かが存在することに気づき始めるはずです。その気づきを大切にしてください。その内なる自分からのメッセージに従うことによってあなたの回復は深まり、あなたの人生は豊かになります。過去の人生を受け入れた上で心の平安を築き始めることができます。

スピリチュアリティを深める方法はたくさんあります。伝統的な宗教、個人的な祈りの実践、瞑想法、歌や踊りを取り入れたやり方、12ステップのミーティング、シンプルに自然を楽しむことなどいろいろです。神やハイヤーパワーを必ずしも信じる必要はありません。ただ、どの方法を実践するにせよ、信仰はそれらに奥行きを与えてくれることでしょう。自分に合う方法を探し出して、実践し始めることを強くお勧めします。

新しいものから古いものまで古今東西、スピリチュアリティを実践する手段がさまざまな形で存在しますが、スピリチュアリティに関して私がひとつだけ強調したいことがあります。あなたの心や生き方を縛りつけるようなものは選ばないでください。あなたのスピリチュアルな心を豊かにするものを選んでください。どんな方法を選ぶにせよ、あなたの成長と回復を促すものでなければ意味がありません。

私が関わったほとんどのクライアントは、トラウマからの回復には実践的にスピリチュアリティを身につけることが必要であると考えるようになりました。スピリチュアルな心に目覚めることがなければ、彼ら彼女らの回復の道のりは困難で、孤独で、希望のないものになったと思います。まだ訪れぬ未来を信じ、今この瞬間を大切にして生きてゆくことをスピリチュアリティを通して学んだのです。

回復のなかに求めるもの

「回復」は目的地ではなく旅路そのものです。魔法の杖を振って一瞬にして回復させてくれる魔法使いは存在しません。同じやり方をすれば誰もが同じペースで同じ時間に目的地に到着する旅行とも違うのです。二歩進んで一歩下がるような、時には八歩進んで二歩下がるような、そんな旅路なのです。

「回復と癒し」は玉ねぎを芯に向かって一枚ずつ剥いてゆく作業だと言われます。何枚剥いても次の新しい皮が出てくるように、なかなか終わりはないというたとえです。これは依存症やトラウマだけの話ではなく、より豊かな人生を目指して歩み続けるすべての人間に当てはまることではないでしょうか。

でも、ひるんでやる気をなくす必要はありません。最初の一歩を踏み出した時にあなたは自分自身を少し取り戻した感覚を感じたはずです。現状のなかでも何とか生きていける自信が芽生えたはずです。回復の道のりのなかでこれからも次々と新たな課題が現れてきますが、あなたはそれらを感謝の気持ちを持って受け入れ、取り組んでゆけるようになるのです。

一人ひとりの回復の道のりはそれぞれ皆違います。とは言っても、誰しも自分の回復の度合いを他人と比べたくなります。それはまったく意味のないことです。私たちは回復のゴールを目指して他人と競争しているのではありません。そもそも決まったゴールなど存在しないし、近道もありません。他人より早く走れば、先にゴールに着けるような代物ではないのです。人生とはもともとそんなふうにできていません。一人ひとりが自分に合った歩幅やペースを探しながら前進するのが人生なのです。

自分と同じような過去を持った人と自分とを比べて、その人のほうがより回復していると考えてしまうことがよくあります。その判断はある側面では正しいかもしれませんが、その人の回復そのものが、自分の回復より優れていると考えるべきではありません。その人はもともと仕事関係の人脈に恵まれていたのかもしれないし、お金持ちの家に生まれ、親から優れた遺伝子をたくさんもらった幸運な人なのかも知れません。あなたとあなたの職場の社長は二人とも暴力的な父親とアルコール依存症の母親に育てられたのに、あなたは毎日つらい思いをしながら何とか職場にしがみつき、かたや社長は組織の経営を取り仕切っている。社長は安定した家庭を持っているが、あなたは二度の離婚歴があり現在の妻ともあまりうまくいっていない。そんなふうに他人と自分を比べるのは止めてください。惨めな気持ちになるだけです。比べている相手のことをあなたはどれだけ知っていますか？　もしかしたらその人の今があるのは立派な祖父の影響を受けて育ったからかもしれません。学生時代によいめぐり合わせがあり、たまたま自分に合った道を突き進むことができたのかもしれません。もしかしたら親も社長で彼は社長職を親から継いだだけかもしれません。

あなたは彼の職場以外での生活も知りませんし、彼の心のなかを覗くこともできません。彼は人知れず秘密や罪の意識を抱えているかもしれません。何らかの依存症に悩んでいるかもしれません。奥さんが浮気をしている可能性だってゼロではありません。癌細胞が彼の身体を蝕んでいるかもしれません。もしかしたら彼は毎朝あなたを見るたびにこんなふうに思っているかもしれません。「こいつは何て幸運なやつだ。社員の給料の心配をしなくていいし、四人の子どもの学費に悩まされなくていい。毎日、職場に来て、与えられた仕事をこなし、家に帰れば平穏な一日が終わるなんて本当に羨ましい」。

自分の内面と他人の外面を絶対に比べないでください。他人の内面を勝手に想像して羨んでも仕方ありません。回復の道筋は皆放物線を描くように似ていますが、ひとつとして同じ弧はありません。個人の回復は絶対的に唯一のものなのです。

第8章　あなたの回復をサポートする支援者や仲間たち

トラウマから回復し心が癒されてゆく過程は、自分自身や他人とのつながりを築きなおし、それらを深めてゆく過程でもあります。過去を振り返りトラウマ被害からくる心の痛みを確認する作業には、少なくともひとり以上の回復をともにする仲間を全面的に信頼することが必要です。回復に至るすべての道のりのなかで自分自身を信頼し続けることも大切です。あなたの回復を願ってくれる仲間の存在は、自分自身を信じる上できわめて大きな助けになります。

自分の力だけで回復できる人はいません。回復の道のりに沿ってあなたを導き、軌道修正してくれる仲間が必要です。そして回復に失敗は付き物です。つまずいて倒れても再び起き上がれるようにセーフティーネットとしての仲間の存在は欠かせません。

トラウマからの回復を確実にするためには二種類のタイプのサポートが必要です。まずはあなたが回復するために次にあげるような実生活上のサポートをしてくれる人々です。

- あなたが12ステップミーティングに参加する時間に子どもを預かってくれる友人。

・トラウマ専門の治療プログラムを受けるために月二〇〇ドルの支出を承諾してくれるパートナー。
・施設で回復プログラムを受ける間、一日一回あなたの犬の散歩を引き受けてくれる近所の友達。

これらの人々はトラウマや依存症について専門的な知識を持っている必要はありません。あなたのためを思い、ひと肌脱いでくれるのであれば十分で、あなたが気兼ねなく安心して頼れる人たちであることが大切です。

もうひとつのサポートは、あなたの内面や心の傷について個人的に話を聞いてくれる人からの支援です。過去に起きたことを包み隠さずに誰かに話すということは、自分が閉じこもっていた殻を破るという意味で、あなたが回復に向かうためのきわめて大きな一歩となります。このサポートをお願いする人は、単に仲が良いだけではなく、あなたの抱えている問題に対する共感と理解ができる人であることが必要です。

安心して一緒に居られる人というだけでは不十分です。あなたと時間をともにしながら真剣に耳を傾けてくれる人でなければなりません。あなたのトラウマや依存症について深く理解する能力があり、ありのままのあなたを丸ごと受け止めてくれる人でなければなりません。安心して何でも話すことができる誰かを信じるところから回復は始まるのです。この役割を果たせる人は、専門家のセラピストやカウンセラー、回復プログラムの仲間や友人、スピリチュアルな指導のできる人、家族や親戚のメンバーなどいろいろな可能性がありますが、条件をしっかり満たした人がひとりいれば十分であることを忘れないでください。

安心して人とつながれることは、実り多く満たされた人生の土台となるものです。人とのつながりを絶やさなければ、どんな状況のなかにいても人間として生きている存在感や充実感を失わずにいられます。たとえば被災地へたくさんの人々が支援に駆け付けることで、被災者のトラウマ的ダメージやストレスがどれだけ軽減されているか計り知れません。穏やかな気持ちで心の回復や成長に取り組むためには安心感のある人間関係は必要不可欠なのです。

自分が生まれ育った原家族のなかでは安心感を得られない場合があります。あなたのためを思ってくれる人がすべて信頼できる仲間や支援者になれるとは限りません。トラウマや依存症に関する専門的知識のない家族や友人は、あなたの回復が思うように進まないとイライラして、あなたの言うことを辛抱強く傾聴できなくなるかもしれません。そういった方々には一番目にあげた実生活上のサポートのみをお願いするのが賢明でしょう。

原家族との関係性が理想的でない場合は**「選びとる家族」**というグループを自分で作る方法があります。パートナー、友人、回復プログラムのスポンサー、メンターなど安心して信頼できる人たちのなかから自分なりに選んだ人たちと家族的なグループを作り上げるのです。

このようにしてあなた自身の**セーフティーネット**を作ってください。トラウマやアディクションの問題があろうとなかろうと、人には誰しもセーフティーネットが必要なのです。セーフティーネットさえあれば、劣等感と絶望感に押しつぶされてしまいそうなときにも尊厳を失わず、自尊心を保ちながら生き続けることができます。

自分の回復チームを作る

他人に援助を求めることは人間的弱さではなく人間的強さの証明です。自分の問題を誰かに伝え、そして助言を聞き入れる力が残っているということだからです。そうすることで乱れた実生活に少しずつ安定感が出てきます。ですから自分自身の回復のためのチームメンバーを探し出すことはきわめて重要です。自分の気持ちや過去の出来事を正直に分かち合うチームメンバーと、実生活上の具体的なサポートをお願いするチームメンバーを適切に選び分けてください。

繰り返すようですが、あなたのためを思ってくれる人、あなたを愛してくれている人でさえ、あなたの心が癒され精神が回復する過程のサポーターになれるとは限らないこと、それどころか回復の妨げになる場合もあることをしっかりと頭に入れてください。クライアントがトラウマ治療に真剣に取り組み始めた途端、今までうまくいっていた家族や友人との人間関係がぎこちなくなる悲しい例を私はたくさん見てきました。いろいろなパターンがあります。その人たち自身にもトラウマや依存症の問題があり、それを否認している場合には、正面からそれらの問題に取り組むクライアントを見て怖くなったり警戒したりします。あるいは専門的知識がないために、何かを誤解して突然クライアントとの距離を置くようになるケースもあります。今まで積極的だったサポーターが、突然、以下に示すようなことを言い始めて支援を渋るようになります。

- あなたは依存症ではない。私は本物の依存症者をよく知っている。あなたは違う。
- お酒だったら私のほうがあなたよりも飲むけど、私は依存症ではない。あなたのカウンセラーはあなたから治療費を巻き上げるためにそんなことを言っているに違いない。
・あんな昔のことにまだこだわっているの？　何年も前の話でしょ。きれいさっぱり忘れてしまいなさい。
・あなたの過去の出来事なんてたいしたことじゃない。もっと悲惨な過去を持った人はいくらでもいる。私だって思い出したくない過去はある。とにかく忘れてしまうことだよ。
・あなたのお兄さんはそんなことをするような人じゃない。彼は私にはいつも親切です。あなたの考えすぎか、思いちがいです。

もう一度繰り返します。それぞれの人の現状を踏まえ、その人ができること以上の支援を求めないでください。その人が無理ならほかの人を探すのです。少人数のサポーターから必要な支援をすべて引き出そうとしないで、より多くの仲間に振り分けるようにしましょう。私が「セーフティーネット」という言葉を使うのには理由があるのです。多くの紐で作られてこそ網（ネット）は丈夫で信頼できるものになるのです。

この章の後半では回復のための安全な場所と支援を提供できる専門家、団体、プログラムを紹介します。あなたの回復にマッチしたサポートを探し出す方法を基本から説明します。

どんな回復の道筋があなたにいちばん合っているかを決めるために考慮すべきことがいくつかあります。あなたの過去の人生はどうであったか、誰があなたを支援しているか、回復のために費やせるお金や時間はどれくらいあるか、などが主なものです。一般的に依存症はグループワーク、トラウマは一対一の専門家によるカウンセリングが効果的とされています。

最後にもうひとつ付け加えたいのは、回復が進むにしたがってあなたにとって必要な支援のタイプも変化してゆくことです。新しいサポートを得るために新しいセーフティーネットを編みなおすことを迫られるかもしれません。回復チームに新たなメンバーを加えたり、誰かに抜けてもらったり、あなたとチームメートとの関係性を変えていったりする必要が生じます。

あなたの回復を支援する社会資源

依存症の回復プログラムについては、よく知っている読者も多いのではないかと思います。

- 入所型や通所型のリハビリ施設
- アルコホリクス・アノニマス、ナルコティクス・アノニマス、ウーメン・フォー・ソブラエティ［訳注］などの自助グループは、いろいろな場所で定期的にミーティングを開いています。参加者は好きな時間に好きな場所のミーティングに自由に参加できます。
- 心理セラピストによる個人カウンセリング

自助グループに定期的に参加するだけで回復する人もたくさんいますが、別のタイプの回復プログラムを必要とする人もいます。たとえば六週間の入所型治療プログラムを受けた後に半年から一年間の通所プログラムに移行し、その間に自助グループの併用を促してゆくようなやり方もあります。

依存対象がアルコールや薬物の場合、非常にたくさんの治療施設や回復プログラムのなかから自分に合ったものを選ぶことができます。ギャンブル依存、セックス依存、摂食障害など行動嗜癖の場合にも特定の嗜癖に合わせたリハビリ施設や回復プログラムが提供されています。スクリーン（画面）依存に関してはまだ回復プログラムを提供する施設が少ないのが現状ですが、ニーズの増加に伴い提供機関が増えてくることは十分予想されます。

複数の依存症を抱えた方や**重複障害**を持つ依存症者専門のリハビリ施設や回復プログラムも充実してきました。重複障害にはうつ病、双極性障害、境界性パーソナリティ障害、全般性不安障害などが含まれます。ほとんどの依存症治療プログラムはトラウマやほかの精神疾患を取り扱う部分を設けていますが、トラウマ治療への取り組みの深さには個々のプログラムによって差があるようです。依存症プログラムはトラウマ障害に関する側面から**トラウマｰインテグレーテッド**と**トラウマｰインフォームド**という二種類に分けられます。前者は依存症の治療とともにトラウマ治療も徹底的に行うプログラムです。後者は第7章で紹介したグラウンディング法を取り入れ、ヨガ、気功、アート療法のみを実践しています。治療スタッフは安全な治療空間のなかでトラウマ症状の有無は確認しますが、それ以上に深く取り組むことはしません。依存症の背景にトラウマがある場合は**トラウマｰインテグレーテッドプログラム**を選ぶことをお勧めします。

アリゾナ州にあるリハビリ施設「メドウズ」は依存症とトラウマ治療にかけては最先端のプログラムを提供し続けていますが、私は過去二〇年間、その施設の治療プログラムの監修をしています。クラウディア・ブラック・ヤングアダルトセンターにおいて培ってきたクリニカル・アーキテクトとしての私の実績がその

［訳注］Women for Sobriety（WFS）……一九七六年にジーン・カークパトリック（Jean Kirkpatrick）によってＡＡの12ステップグループに代わるものとして設立された。女性だけのグループで認知行動療法的アプローチが特徴とされている（日本では不詳）。

なかで活きているのは本当に喜ばしいことです。メドウズで提供されている最先端のトラウマ治療にＥＭＤＲとソマティック・エクスペリエンシング（ＳＥ）という二つの方法があります。メドウズにはブレインセンターという部門があり、そこではトラウマに取り組むクライアントに数々の神経行動学的介入法を提供しています。神経行動学的介入法とは、脳幹機能を通して神経を鎮める対話式プログラムで、科学的に治療効果が立証されています。メドウズのプログラムでは、原家族のなかで起きたトラウマの治療のみに取り組む期間を丸五日間もうけています。

私は、個人的には入所型治療プログラムの信奉者です。入所型の施設で専門家としてのキャリアを積んできましたし、クライアントが一定の期間、人生を棚上げにして治療に集中できるのは素晴らしいことだと思います。プレッシャーや困難な問題、誘惑等、外の世界に居たままでは気が散って治療に集中できない人でも、入所すれば腰を落ち着けて回復に取り組むことができます。さまざまな分野の専門家が集まってチームを作ってひとりのクライアントの治療に当たることができます。同じ問題に取り組んでいるクライアント同士の間に生まれる親密な仲間意識も入所施設ならではの利点でしょう。

しかし通所型の治療プログラムにもよい点はたくさんあります。仕事や就学を続けながら治療に取り組めますし、夜は家に帰って家族との団らんを楽しむこともできるからです。しかしながらこの長所はあだとなる場合もあります。通所プログラムの利用者の場合、日々の生活のプレッシャーはそのままです。交通渋滞のなかの通勤、不機嫌な上司、やりがいのない仕事、配偶者の苛立ちなどさまざまなことに心を乱されます。特に依存対象を断ったばかりの人にとって、実生活の場は回復に取り組むべき理想的な環境とは言えません。それでも通所プログラムは外の世界とのつながりを継続している点で、回復後の社会復帰がしやすいというメリットがあることは否めません。

依存対象を断つには、それらから隔離された場所で理解ある専門職の支援者や回復をともにする仲間たちに囲まれて生活するのがいちばんです。良質の食事が提供され、学校や会社に行く必要もなく治療に集中できます。しかしいつかは問題だらけの現実生活に直面しなければなりません。家族のメンバーが回復プログラムに取り組んでいる場合、当事者の実社会への移行がよりスムーズになります。入所プログラムの修了者の多くは、退所直後から数週間以上、集中的な通所プログラムに参加し、実社会への復帰に伴う危険に備えます。

依存症の回復にはリハビリ施設やサポートグループを通じた集団療法がもっとも効果的で、専門家との一対一のカウンセリングだけで回復するのは一般的には難しいとされています。しかし依存症治療の資格を持ったカウンセラーとの個別プログラムで成果をあげる人も少なくありません。どちらかのやり方が正しいというのではなく、それぞれの人に合った回復の道筋があるのでしょう。摂食障害、ギャンブル依存症、セックス依存症等の嗜癖依存専門の資格を持ったカウンセラーの存在も重要です。これらの専門家のおかげで、それぞれの依存対象に応じて別々に治療しなければならないことに気がついた患者も多くいます。

依存症治療における集団療法の価値

トラウマと依存症を両方抱えて苦しむ人は強い自己否定感と孤独感に苛まれながら心身ともに自分の内側に深くひきこもっています。自分の殻を破ることへの怖れを克服し帰属感や自己肯定感を育むには、同じ苦しみを共感し合える人々のグループワークに参加することがきわめて効果的です。誰かを信頼することを学びながら自らも共同体の一員になるのです。回復のためのサポートグループでは、ありのままの自分が受け入れられ、支え合いながらお互いが回復してゆくことに誇りを感じるようになります。12ステップのグループには「あなたが自分を愛せるようになるまで、あなたの代わりに私たちがあなたを愛します」というスローガンがあります。

12ステップのミーティングは依存症当事者やその周辺で苦しむ人々のためのサポートグループとして歴史的に大きな成果を上げてきました。12ステップグループは会費も無料で誰でも参加することができます。自由な環境のなかで回復への自己責任を表明し、同時に自分を許すこと、他人を許すこと、自分を大切にすること、援助を求めることを学びます。羞恥心にまみれた劣等意識も手放します。マインドフルネスの実践もします。分かち合いをするなかで参加者はお互いの経験を裁くことなく受け入れ合います。12ステッププログラムにこれから参加しようと思う方、特に依存対象を断って間もない方へ私からのアドバイスがあります。男性ミーティングか女性ミーティングにまず参加してください。男女混合のミーティングでは、女性メンバーは男性メンバーに気兼ねして発言を抑えたり、自分のニーズを満たすかわりに率先して男性メンバーの感情やエゴを受け止める役割を引き受けてしてしまったりするという調査結果があります。依存症からの回復にもっとも効果的な治療法は同性のみの12ステップミーティングであると私は個人的に確信しています。

12ステップミーティングがどうしても性に合わない方もいます。幸運にもアメリカには12ステップ以外の回復プログラムもたくさん存在します。そのいくつかを上げましょう。Rational Recovery, Women for Sobriety, SMART Recovery, Save Ourselves / Secular Organizations for Sobriety, LifeRing Secular Recoveryなどです。

最近では多くのグループがインターネットを使ってオンラインでミーティングをするようになりました。近くにミーティング場のない方にとっては素晴らしいことです。しかし実際にミーティング場に足を運び、同じ空間と時間を生身の人間同士で共有することにも大きな意義があります。質の高さの変わらない二つのミーティングがあり、ひとつはオンライン、もうひとつは家から数キロ離れた場所で行われているなら、迷わず後者のミーティングに参加してください。

依存症の治療だけではトラウマ障害は回復しないし、トラウマの治療だけでは依存症は回復しないことをここまでの説明で理解していただけたと思います。鼻炎と骨折を同時に患っている患者にたとえればもっとわかりやすいでしょう。二つの疾患には別々の治療が必要です。同時に治療し始めても二つの疾患の回復するペースはそれぞれ違います。トラウマと依存症も同じように考えてみてください。

セラピストの必要性

私はすべての人が優れたセラピストのカウンセリングを受け、自分自身について多くのことを学ぶべきだと思っています。トラウマを抱えた人であればもちろん、その必要性はさらに大きなものになります。

しかしトラウマと依存症の両方を抱えた人が、カウンセリング等を受ける代わりに自分の感情を注意深く観察することによってトラウマ由来の精神的苦痛から上手に抜け出てしまった例もたくさん知っています。依存症に関しても、ある日おもむろに「止めよう」と決心し、数日間の離脱症状を乗り越え、その後、衝動的な行動に気をつけているだけで回復している人を何人か知っています。カウンセリング以外にもトラウマ症状を和らげる効果のあるものは数多くあります。瞑想やマインドフルネス、ボランティア活動、アートや手芸、心理学やヒーリングのワークショップ、マッサージやヒーリングタッチなどのリラクゼーション、劇団に入ったりお笑いコメディアンとして舞台に立ったりするなどバラエティに富んでいます。

この本も含めて書籍を読むことだけではトラウマや依存症は回復しません。生身の人間を信頼し、その人と関わり、理解し支え合うことの効果は書籍から得られるものではありません。

ですから、あなた自身のトラウマの傷の深さと回復へのモチベーションに合ったやり方を選ぶことが大切になってきます。トラウマ被害者でありながら、カウンセリングなどを一切受けずに、それなりの人生を送っている人もいます。トラウマ症状に対しては自分なりのよい対処法を見つけていて、完治はしていないものの、仕事や家族との関係もうまくこなしながら、「パーフェクトな人生とは言えないけど、それなりに楽しんでいます」と言っています。そんな方に無理やりカウンセリングを勧めることを私はしません。有能なセラピストと回復に取り組めば、ワンランク上の幸せをつかむ可能性があることだけを伝えます。

セラピストによる心理カウンセリングの利点をここでまとめておきましょう。

- 自分自身の状態を正確に把握できます。理解と共感のあるしっかりした指導のなかで回復するために必要なものを示してくれます。回復プログラムへの力の入れ具合を客観的に見て調節してもらえます。危険なときには介入してくれるので安全に回復の歩を進められます。
- ヒーリング効果のあるたくさんの治療法を提示してくれます。
- どんなやり方があなたにとってもっとも効果的か診断してもらえます。
- あなたと同じ症状に苦しむ人々に対する援助経験が豊富です。
- 精神と身体、思考と感情、前頭前皮質と大脳辺縁系、回復にはこれらすべての観点から取り組まなければならないことを熟知しています。

- 認知的洞察と行動変容を組み合わせながら心身のバランスを取り戻してもらえます。
- 自分の欠点や弱さばかりでなく、あなた自身の長所や資質にも目を向けられるようになります。

すべての専門家がそうであるように、セラピストもひとりずつ違った専門分野を持っています。この章の後半であなたにぴったりのセラピストを見つける方法をご紹介します。

すべてのセラピストが自分のカウンセリンググルームにクライアントが来ることを求めるわけではありません。多くのセラピストが通信機器やテクノロジーを駆使しながら治療を提供しています。遠く離れた場所にいる優れたセラピストのカウンセリングを受けることは十分に可能ですから、近所に住んでいて通いやすいからという理由でセラピストを選ばないようにしましょう。

とは言っても、同じカウンセリングなら通信機器を通すのと実際に顔を見合わせて話すのとでは雲泥の差があります。もし三〇分ぐらい車で走れば実際にオフィスを訪れることができるなら、オンラインビデオカウンセリングでその手間を省くべきではありません。もうひとつ大事なことがあります。あなたのセラピストは、あなたがほかの精神疾患や依存症治療のために関わっているすべての医師や専門家と連絡を取り合う必要があります。あなたに関わる専門家同士が治療に必要なあなたの個人情報を共有する許可を書面で伝えてください。そうすることによって次のような利点があります。

- 専門家同士が連絡を取りやすくなる。
- 専門家同士が協力してあなたの治療に取り組みやすくなる。
- 専門家同士が意見を求め合ったり、治療上の問題を共有したりできる。

・あなたの回復の進捗状況を全員が共有できる。
・大事なことをひとりに話せば、ほかの専門家もその情報を得ることができる。
・緊急事態や病状の急変が起きたときに適切な対応がしやすくなる。
・違った分野の専門家同士が刺激し合うので、あなたへの治療の奥行きと幅が増す。

自分に合ったセラピストを見つける

セラピストは慎重に選んでください。医師を選んだり仕事を探したり新しい家を見つけたりするときと同じくらい注意深く選んでください。十分に時間をかけて多くのセラピストの下調べをして、自分に合うと思われる人を見つけましょう。知り合いに勧められたとか、近所だからという理由で選ばないでください。

この本を読んでいるあなたの場合、依存症治療のバックグラウンドのあるトラウマ治療の資格を持ったセラピストが理想的でしょう。トラウマに付随する問題は非常に複雑なので、できれば修士か博士号レベルの教育を受けたセラピストを見つけましょう。心理関連分野にはたくさんの修士・博士課程がありますが、学位の細かい内容まではこだわる必要はありません。

信頼できる方が推薦する何人かのセラピストのなかから選ぶとよいかと思います。ただ単に有能で思いやりのあるセラピストではなくて、トラウマ治療の専門家を探していることをまず伝えてください。「Psychology Today」のホームページにはセラピスト、カウンセラー、サポートグループ、リハビリ施設を地域別に検索する機能があるのでアメリカやカナダ在住の方にはお勧めします（psychologytoday.com）。検索をすると、各セラピストの治療方法、専門分野、連絡先、自己紹介、写真、保険診療の有無などがわかります。
インターネットを使った検索サイトでもうひとつ便利なのは全米認定カウンセラー協会（National Board for Certified Counselors：NBCC）のホームページです。各州在住のカウンセラーを専門分野別に調べることができます。

これらの方法で候補を二～三人までに絞れたら電話かメールで実際にコンタクトを取って初回のカウンセリングを予約しましょう。ほとんどのセラピストは電話で一五～三〇分ぐらいの無料相談を実施しているので、それも活用して自分の治療にマッチしたセラピストを探し出してください。初回のカウンセリングは無料というセラピストも少なくありません。

セラピストに初めて会った時に相手にするべき質問を以下にあげておきましょう。

- トラウマ治療の経験はどのくらい持っていますか？　依存症と重複しているケースはどのくらいありましたか？
- トラウマ治療に関してどんなトレーニングを受けていますか？
- あなたの専門分野はなんですか？
- どんな方法を用いてカウンセリングをしますか？
- 保険診療に対応していますか？　もし保険診療はせず料金が高すぎる場合は、別のトラウマ専門家で保険診療をする人、もしくはスライド制［訳注］で料金を取るセラピストを紹介してもらいましょう。

［訳注］所得に応じて医療費を設定する制度。

• 料金はいくらですか？　定額料金ですか？　それとも収入に合わせたスライド制で料金を決められますか？
• 支払い方法はどんなやり方を受け付けていますか？
• カウンセリングの度に料金を支払うシステムですか？　それともあとで請求書が送付されるシステムですか？

セラピストがあなたに聞いてくる質問には次のようなものがあるでしょう。

• 私のことをどこで知りましたか？
• なぜカウンセリングを受けたいと思うのですか？
• 何を求めてカウンセリングを受けるのですか？　どんな効果を期待していますか？
• あなたのトラウマについて手短に話していただけますか？　依存症について大まかに話していただけますか？
• どのくらいの期間そのような状態が続いていますか？
• 過去にほかのセラピストのカウンセリングを受けたことがありますか？

二〜三人のセラピストとこのようなやり取りをした後に、あなたは自分のセラピストを選びます。専門家としての資格や経験も重要ですが、あなたが相手と話している時、安心できて居心地よく感じられたかどうか、相手とつながっている感じがしたかどうかのほうが大切です。あなたの回復を誠実に願い、耳を傾け、助けてくれる人だと感じられる人を選びましょう。まったく警戒することなく自分の弱さなどすべてをさらけ出せる相手になる人かどうかしっかり見きわめてください。

あなたが安全だと感じられるセラピストを選ぶことは言葉では言い尽くせないほど重要です。安心感を持ってカウンセリングに取り組むために、相手の人種、性別、国籍がどうあるべきか、同じ母国語で話せるべきかどうかなどもしっかりと考慮してください。

相手と一緒にいる時に、以下のように感じたならそのセラピストはあなたに合っていないと思います。

- 自分と居ると居心地が悪そうだ。
- セラピスト自身がありのままの自分に満足していない感じがする。
- 裁かれているように感じる。動揺している感じ、素っ気ない感じ、急かされる感じがする。物々しい雰囲気がある。
- 上から目線を感じて、自分が惨めに思えてくる。
- 私をひとりの人間としてではなく、疾患や症状ばかりを見ている。自分は壊れた機械で、相手はそれを修理しようとしている人のようだ。

「この人は自分に合っているセラピストだ」と感じられることがいちばんだと思います。あなたの身体や心が発するメッセージを信じてください。親友やきょうだいから反論されたとしても自分の内なる声を信頼することです。なかなか自分にぴったりのセラピストに出会えないこともあると思いますが、あきらめずに次の候補者を見つけて会ってみることを繰り返してください。

最初の面談だけで決心がつかないときは直感（第一印象）で決めましょう。あまり難しく考えないでください。最善と思われる選択肢を取り、ゆっくりと慎重に行動に移してゆくだけです。大切な友人は一朝一夕にはできないように、よいセラピストを見つけ関係を築くのにも時間がかかるものなのです。カウンセリングセッションを最低でも二〜三回受ければ（勘のいい人は一回で）そのセラピストとの相性はわかるものです。相性が悪いセラピストとのカウンセリングは、気持ちが混乱したり、自分が否定されるように感じたり、大切にされていないような気がしたり、時には危険を感じたりすることさえあります。相性がよければ明らかに気持ちのよい時間が過ごせます。

会ってみたセラピストが自分と合わないなと思ったときには相手に率直にその旨を伝え、次の候補を探し始めてください。あなたがセラピストを雇う立場なのだということを忘れないでください。あなたが満足しないセラピストに何も気を使うことはありません。もしあなたが他人の勧めを断るのが苦手で、自分のニーズを他人に伝えられないタイプの人ならば、その欠点を直す絶好の機会です。相性の悪いセラピストと何年間も嫌々ながらカウンセリングを続けている人を私はたくさん見てきました。「あなたのカウンセリングは私の求めるものと違うので、今回で最後にします」ときっぱり言えないのです。

自分に合った優秀なセラピストを探し出す努力を惜しまないでください。どうしても自分に合ったセラピストが見つからないときは、この章の最後にある「援助を求めたくない理由」という項を熟読してみるとよいでしょう。もしかしたらセラピストが決まらない原因はあなたのほうにあるかもしれません。

トラウマ治療について知っておくべきこと

セラピーと聞くと、大抵の人は会話をベースにしたトークセラピーを思い浮かべます。トークセラピーではセラピストとの会話のなかで、自分について新たな気づきを得たり、自分の内面についての認識を深めたりすることによってクライアントは不健全な行動パターンの修正に取り組むことができます。カウンセリングのなかでクライアントは自分の過去の出来事を振り返り、セラピストはそこに質問を投げかけてゆきます。それに答えることによってクライアントは自分の持っている記憶や感情、思い込みを自ら検証してゆくのです。

認知行動療法（Cognitive Behavioral Therapy：CBT）はセラピーの歴史のなかでも金字塔的な存在で、修士課程以上のセラピスト養成プログラムでは必ず取り上げられている手法です。具体的に設定した目標を短期間で達成することを目指す心理療法で、場面を想定したなかでの言動を実際に練習しながら問題解決に向けて取り組んでゆきます。自分のなかにあるパターン化した思考や行動が問題であると捉え、それらを変えることによって感情のパターンも変えられるという発想です。多くのセラピストが認知行動療法を柱にしてカウンセリングを組み立てています。有能なセラピストによるトークセラピーはきわめて効果的ですが、トラウマの根本治療にはトークセラピーだけでは不十分です。トラウマ障害は体と脳の両方にまたがる疾患なので従来型のカウンセリング以上のものが必要なのです。

最近のトラウマ治療はトップダウン・アンド・ボトムアップのアプローチが主流です。論理的思考や理性をつかさどる脳の領域である前頭前皮質に働きかける作業が**トップダウン**です。認知行動療法を含めた従来のトークセラピーはすべてトップダウンです。ところがトラウマ症状が出ているクライアントは神経系統が乱れ大脳辺縁系が異常に活発になっているので、論理的な説明や理性的な判断はできなくなっています。

ボトムアップセラピーは脳幹を主とした神経系に働きかけ大脳辺縁系を落ち着かせる作業です。ヨガや瞑想法など従来のセラピーでは使われない方法をグラウンディングのテクニックとして前章でいくつか紹介しました。それらは皆自律神経と大脳辺縁系を鎮める作用があります。トークセラピーにその作用はありません。脳幹が安定した状態にあると物事を広い視野から見渡せるようになり、心の落ち着きと安心感が得やすくなります。感情や認知をつかさどる脳の領域にうまく働きかけるには脳幹の安定が必須条件です。なぜならトラウマをほぐすには感覚と認識の両方にアクセスすることが必要だからです。

トラウマ治療においてほとんどのセラピストはクライアントの状態に合うと思われるいくつかの方法を選び出し、それらを組み合わせて治療プログラムを作ります。プログラムの構成要素となる方法を以下にあげましょう。

- **グラウンディング法**：第7章を参照してください。
- **身体療法（ソマティックセラピー）**：「ソマ」とは身体という意味です。身体療法はトラウマのせいで身体のなかに蓄積してしまった負のエネルギーを取り除くテクニックです。SE™療法（Somatic Experiencing）のピーター・レビン氏や感覚運動心理療法（Sensorimortor Psychotherapy：SP）のパット・オグデン氏が先駆者となり発展してきた分野です。トラウマ的な出来事が起きて恐怖を感じると人間の身体は大量のアドレナリンを分泌します。もしその時に相手と戦うこともその場から逃げることもできなければ、アドレナリンによって注ぎ込まれたエネルギーは行き場のないままあなたの身体に蓄積します。身体療法は自分の身体感覚に注意を向け、グラウンディング法のテクニックやセラピストのガイドに従いながら、過去に蓄積された負のエネルギーやトラウマのストレスを安全なやり方で身体から逃がしてやるセラピーです。ＳＥ療法やＳＰ療法は身体と心をホリスティックに考えるマインドフルネス的アプローチと言えます。

・**眼球運動による脱感作と再処理法（ＥＭＤＲ）**：フランシーヌ・シャピロ博士が開発したトラウマ治療にきわめて有効なテクニックです。ＥＭＤＲ療法を受けたクライアントはトラウマ被害の記憶に対してポジティブな考えができるようになり精神的苦痛が和らぎます。このテクニックは身体の左右両側から感覚入力を行いながらトラウマ体験を話してもらうことを中心とした八段階のアプローチで構成されています。感覚入力として眼球を左右に動かしてもらったり、指先でトントンと叩いたりします。ＥＭＤＲ療法はクライアントが過去の出来事を詳細に描写する必要がない点でトークセラピーとはまったく対照的なやり方と言えます。施術は一回九〇分が基本で、短期集中治療としても、長期治療プログラムの一部としても実施が可能です。弁証法的行動療法、認知行動療法、精神力動的精神療法など、ほかのタイプの治療法と組み合わせたプログラムを実施しているセラピストもいます。ＥＭＤＲ療法の研修や認定を提供している国際ＥＭＤＲ協会（emdria.org）のホームページでＥＭＤＲ療法を実施できるセラピストを州別に検索できます。

・**弁証法的行動療法（Dialectical Behavior Therapy：DBT）**：認知行動療法をベースにしてマーシャ・リネハン氏によって組み立てられたテクニックで、希死念慮の強いクライアントや境界性パーソナリティ障害の治療法として金字塔的な存在となりました。慢性的に自殺を考えていたり、境界性パーソナリティを示したりする人は、まず間違いなくトラウマを抱えています。このプログラムはいろいろなタイプの治療スタイルを組み合わせることによって、基本的に四つのスキルをクライアントに身につけてもらうことを目標とします。四つのスキルとは、マインドフルネス・スキル、対人関係保持スキル、感情抑制スキル、苦悩耐性スキルです。

• **ニューロフィードバック**：発作的なトラウマ症状は、怖れ、自己否定感、怒りなどの強い感情を発動する神経回路の不具合でシグナルが過剰に繰り返すことによって起きます。ニューロフィードバック療法の機序はシグナルの反復を抑制することによって症状を和らげようとするものです。クライアントは自分の脳波をコンピューターの画面で観察しながら自己の精神状態と波形パターンの関連性を学びます。プログラムを進めながら呼吸法などを通して自己の波形パターンや感情のコントロールができるようになります。人間は神経系統がリラックスすると、ストレス反応に対する耐性が増して脳がダメージを受けにくくなるのです。ニューロフィードバック療法に使うためのさまざまな種類の機器、プログラム、アプリが入手できるようになっています。

• **エネルギー心理学**：人間のエネルギーを東洋の実践的手法と西洋心理学を統合したシステムとして捉えた治療法です。人間の思考、感情、信仰、行動はすべてエネルギーであることを大前提に、意識的洞察や知的理解を深めるのではなく、感覚を通した身体の内的環境を変えることでヒーリングを行う手法です。

思考場療法（Thought Field Therapy：TFT）と感情開放テクニック（Emotional Freedom Technique：EFT）：この二つはエネルギー心理学療法のなかでももっともポピュラーなもので、指で身体を刺激して経絡の流れを変えたり、特定の経穴（ツボ）を使って脳のストレス中枢を直接的に刺激したりする手法です。思考場療法は東洋で数千年にわたり実践されてきた経絡経穴の漢方医学を運動生理学に応用して開発されました。感情開放テクニックはそれをさらに発展させたものです。これらの手法は過去においてはその信憑性を疑う指摘もされてきましたが、昨今では具体的な調査研究によってその効果が裏付けられてきています。

- **体験過程療法**：ロープコース（アスレチックの一種）、馬とふれあうプログラム、表現芸術、イメージ療法、ゲシュタルト療法など身体を動かすことを柱にした治療法の総称です。入所型治療施設でよく行われる**サイコドラマ**もそのひとつです。この療法を開発したジョセフ・モネロ氏は、「サイコドラマは演劇的手法で真実を解き明かす科学的探究である」と言いました。サイコドラマとは、ひとりの参加者の過去に起きた出来事に基づいてロールプレイや短い芝居を演じるグループワークです。ドラマの内容は過去・現在・未来のどの時制でも表現できます。演技をして身体を動かすなかで自分の感情や思考を確かめてゆくと、自然に意識と無意識が統合してゆきます。これはきわめてホリスティックな手法です。

数えきれないほどある治療法のなかでトラウマ治療にもっともよく使われるものを選んで紹介しました。ここで紹介したすべての治療法はインターネットなどでもっと詳しく知ることができます。鍼灸療法や内的家族システム療法など、ここで紹介しきれなかった手法もたくさんあります。

いきなり水に飛び込むのではなく、まず足の指を一本入れては出すことを繰り返しながら、段階的にゆっくりと水に浸かれるようになるアプローチを**ペンジュレーション**と呼びます。トラウマ治療の基本はペンジュレーションをしながら自分の過去の真実をストーリーとして組み立てることです。安全な場所で心と体を落ち着けた状態で、つらい記憶から目を背けずに自分の過去と向き合う作業です。

処方薬や向精神薬の役割

トラウマや依存症治療の現場ではクライアントの状態に合わせて何らかの薬が処方される場合が多くあります。気分を落ち着けたり、渇望を抑えたり、不安を鎮めたり、うつ状態を和らげたりするためのものですが、トラウマ障害は薬では絶対に治りません。薬でトラウマ症状を抑えても回復はしません。本当の意味で回復するためにはトラウマやそこから派生する心の痛みと向き合わなくてはなりません。近道や例外は絶対にありません。

援助を求めたくない理由

ここで、他人へ援助を求めることを避けたい気持ちが自分のなかにあるのかを確認してみましょう。トラウマ被害者の多くは、警戒心を解いて相手を信頼し援助を受け取ることが苦手です。あなたのなかにある怖れ、深い心の傷、裏切られた経験、罪悪感などが邪魔をして、助けを求める声が出せません。助けを求めたのに誰も助けてくれなかった過去があり、助けを求めること自体に恐怖を感じるのかもしれません。自分は助けられる価値のない存在だという思い込みがあるのかもしれません。今まで精神的な苦しみはすべて自分の力だけで乗り越えてきたというプライドがあるのかもしれません。他人に知られたくない秘密や罪の意識があるために、自分の過去を他人と分かち合うことをためらっているのかもしれません。誰かに援助を求めたことが逆に裏目に出て、馬鹿にされたり、罰を受けたり、ひどい目にあったりした経験があるのかもしれません。誰の助けも借りず自分の力だけで自立するのが最善の生き方だという哲学を持っているのかもしれません。

あなたが今まで他人の助けや援助を求められなかった理由として、それらのことは十分に理解できます。しかし今あなたがトラウマから回復し癒されることを望むなら、自己防衛のための反発心は役に立たない不要なものとして手放さなければなりません。後生大事に抱えていても何ひとついいことはありません。

以下にあげるようなメッセージをあなたに向かって浴びせかけるもうひとりの自分がいませんか？

- お前の問題なんて誰も気にしてはくれないよ。
- 人は誰もが何か問題を抱えながら生きているのだから、自分の問題で他人をわずらわせるべきではない。
- 私ほどひどい目にあった人など滅多にいないはずだ。だから私の苦しみを理解できる人はいない。
- 自分の問題ぐらい自分ひとりで解決しなさい。
- 私の問題や心配事なんて他人にとっては取るに足らないことだ。
- 私が求めるものは多すぎるから、皆いずれは嫌気がさして去ってゆく。
- 誰かに助けを求めるなんてみっともない！　自滅するほうがましだ。
- 誰かに助けなんかを求めたら、私は怒られるか、恥知らずな奴だと思われるだけだ。
- 皆が「お前は変な奴だ！」といって嘲笑するだろう。
- 援助職の専門家さえ「あなたのようなケースは初めてです。どう対処したらいいかわかりません」と言うに違いない。

- 「お前は弱虫で、あきらめが早くて、自分のことしか考えないやつだ」と父や母からいつも言われてきた。誰かに助けを求めたりしたら、親に「ほら、やっぱり」と言われるだけだ。
- 援助職の専門家なんて金儲けがしたいだけだ。自分のことなど本気で考えてくれるわけがない。
- 生活が苦しい時に、自分のためにお金を使うべきではない。
- 誰も信用するな。他人を信頼していいことがあったためしがないじゃないか。
- 癒されるようにお祈りしてさえいればよい。

これらのメッセージは私が実際にクライアントの口から聞いてきたものです。しかし彼ら彼女らはその後、思い切って誰かに助けを求めました。そして思いやりのある援助者たちが、安全に援助を提供してくれたことに驚き、回復への道案内をしてくれたことに安堵しました。

自分から誰かのもとへ出向いて助けを求めることには二つの利点があります。まず一つは援助が得られること。そして二つ目は誰かに助けを求め、その人から助けを受け取ることで人間をより信頼できるようになることです。もちろん助けを求めたからといってすべてが魔法のように解決するわけではありません。まず誰にどんな助けを求めるのかよく考える必要があります。頼んでみたけれどうまくいかなくて、やりなおしを迫られることもあるでしょう。悪かった点を修正することも必要でしょう。人生を生きていくとはそういうことなのです。

誰かに助けを求めると以下のような気づきももらえます。

- 自分の経験が口で言うのも憚られるような恥ずかしいことだと思っていても、必ず同じ苦しみを抱えている人がほかにもいること。
- 自分は恥ずかしい人間だと感じる必要はないこと。
- 心の傷やつらい感情にひとり孤独に耐え忍んでいる必要のないこと。
- あなたの苦しい気持ちやつらい体験を理解してくれる人がいること。誰もが皆理解してくれるわけではないが、あなたが癒され感謝の気持ちが湧いてくるのに十分な数の人々に出会えること。
- あなたのことを誠実に気にかけ、援助の手を差し伸べてくれる人がいること。
- 助けを求めても大丈夫なこと。

ここまで読んでもまだ納得できない方は次にあげる質問を自分自身に問いかけてください。

- 誰にも援助やサポートを求めないことで、私にどんな利点があるのだろう？
- 誰にも援助やサポートを求めなければ、将来、私の気持ちは今より良くなるだろうか、悪くなるだろうか、それとも変わらないだろうか？　もし「変わらない」が自分の答えだとしたら、私は現在の自分の感情にどれだけ満足しているだろうか？
- 誰にも援助やサポートを求めなかったら、結果として私はどうなるだろうか？　何か失うものはあるだろうか？
- 人が誰かに助けを求める理由のなかで自分にも納得できるものはあるだろうか？
- 私が誰かに援助やサポートを求められるようになるためには、自分のなかで何が起こればいいのだろうか？

あなたが今まで抱えてきた精神的苦痛や自己否定感をこれからも抱え続ける必要はありません。あなたは穏やかな心で自由に生きることに値する人間です。家族のなかで受け継がれてきたトラウマや依存症の苦しみを乗り越えて、さらに大きく成長することができます。何かを常に警戒する必要はありません。よいものだけを自分の意志で選択できるポジティブで新しい自分の人生の物語を描き始めましょう。

次の章へ読み進める前に、ここで一旦心を休め、呼吸を整え、セルフケアをしてみることをお勧めします。

第9章 家族への期待、家族との関係性

原家族という言葉はその人が生まれ育った家庭を表わします。そこには両親、兄弟、姉妹、祖父母、継父、継母、親代わりとなったすべての人物が含まれます。この章では原家族とのつながりについて将来を見据えながら考え、子ども時代に作り上げた、または壊れてしまった原家族との関係を検証してみましょう。それらの問題を大人になっても引きずっている人はいくらでもいます。現在の家族との関わりのなかで、あなたにとって役立つ多くの気づきも得られることでしょう。

世の中にまったく同じ家族は存在しません。同じ家族のメンバーも一人ひとり皆違う人間です。ある家族四人に同時に同じ情報を伝えても皆違った反応をするかもしれないし、その同じ四人家族のメンバーにひとりずつまったく違う情報を与えたら今度は全員同じ反応を示すことだって起こり得ます。家族とはそういうものなのです。

回復を家族と分かち合う

原家族を考えるときにいちばん大切なのは、家族メンバーそれぞれの過去の記憶は必ずしも一致しないということです。同じ出来事に対しても家族のほかのメンバーはあなたとは違う見方や解釈をし、あなたとは違う結論に達することもあります。あなた自身の期待や希望していることについて語る時も注意が必要です。

過去の出来事について家族のメンバーの記憶がそれぞれ食い違う様子がわかる格好の例があります。ある時、私のクライアントであるジェイコブの回復プログラムに、両親と妹のアンドレアが参加しました。グループワークのなかでジェイコブは彼が子どもだった頃の出来事を振り返ります。

ジェイコブ：僕が一六歳の頃のことだけど、あの頃、お母さんはお酒の飲み方がおかしかったよね。アンドレアは拒食症気味だったし。

母親：私は飲酒に問題があったことはありません。何のことを言っているのかわからないわ。

アンドレア：私は拒食症なんかじゃなかったわよ。ミュージカルの主役を演じるために体重を落とす必要があっただけよ。

ジェイコブ：体重が四〇キロを切っていたじゃないか。朝ご飯はまったく食べなかったし、夕ご飯もしょっちゅう抜いていた。それに君がミュージカルを始めたのは僕が一七歳の時だったはずだ。

父親：お母さんがアル中だったなんてひどい言いがかりだ。お母さんに謝りなさい。お前のお母さんは断じてアルコール依存症なんかではない。

アンドレア：私だってアル中の家庭で育った覚えはないわ。

ジェイコブは、自分の家族全員がそれぞれの回復に向けて同じ方向を目指していると信じていましたが、残念ながら、実情はまったく違っていました。

回復が進むと自分の過去の出来事について、今まで見えていなかったり、ぼやけたりしていたものがはっきりと見えてきます。ひとたび見えてしまえば、それは誰の目にも明らかな事実であることがわかります。ところが家族のメンバーが、まだそれが見えていないかまたは強い否認状態にあるために、あなたに同意しないのはよくあることです。そして回復を目指すあなたは非常につらく不愉快な思いをします。それは覚悟しておくより仕方のないことです。「同じ出来事なのに、家族一人ひとりが覚えていることが驚くほど違うのです！」と私は何度もクライアントたちから聞かされました。以下にあげるようなやり取りは私のカウンセリングルームでは日常茶飯事です。

ホリー：私の一〇歳のお誕生日パーティーで、ジャスティンはお母さんを殴ったよね。覚えている？

ジャスティン：僕がお母さんを殴ったのではなくて、お母さんが僕を殴ったんだ。

父親：あのパーティーのことはよく覚えているよ。誰も殴られてない。二人は怒鳴り合っていただけだよ。

トラウマからの回復が進むにつれ、あなたと原家族との良好な関係を保つためには一人ひとりの状態に合わせて現実的に対応しなければならないことがわかってきます。過去の出来事について記憶が食い違っても動揺しないでください。過去に起きたことだけでなく、今起きていることさえ否認している可能性は十分にあります。押し付けがましく理不尽で、ずるい家族メンバーだっているでしょう。境界線の感覚が乏しいかまったくないメンバーもいるかもしれません。

家族の現状をありのまま受け入れて、非現実的な期待感を抱いていないか自分にしっかりと問いかける必要があります。家族のメンバーに対して、「もっと賢くて思慮深いはずだ」とか、「もっと正直になれるはずだ」と気を揉むことは、かえってあなた自身の回復の妨げになります。回復が始まると自分の気づきや成長をすぐに家族と分かち合いたくなる人がいます。家族はそれを賞賛し自分をさらに励ましてくれると思うからです。本当にその通りになる場合もありますが、期待を裏切られる場合も少なからずあります。怒りの感情をぶつけられたり、非難されたり、見下されたり、期待通りの反応が返ってこなかったりする場合がけっこう多いのです。家族がまだ否認状態にある場合もそうです。

回復の歩を進めながら定期的に家族の一人ひとりと自分との関係性をチェックしなおす必要があります。相手との間に新たな境界線を引いたり、今までよりも距離を取ったりしたほうがいい場合もあるでしょう。何度も関係性を見なおす必要に迫られる相手もいるでしょう。たとえば、過去にあなたのお兄さんが友人たちと地下室で覚醒剤を使っているのを目撃したことを家族に打ち明けた途端、それまでは回復プログラムに取り組んでいるあなたの一番のよき理解者であったそのお兄さんが、突然態度を変えることだって考えられます。

家族があなたのニーズに応える気持ちが薄かったり、応えられる状態ではないと感じたりしたら、それ以上の主張をするべきではありません。自分の正当なニーズを相手に伝えることは重要ですが、相手がそれに応じる能力がない場合も想定し、不必要に落胆しないように心がけるのが賢明です。相手に対して無理な期待や要求をしなくなると、その相手との人間関係はおのずから健全なものとなるのです。

「成長とは自分が変わることであり、他人を変えることではない」と気づいたとき、回復プログラムに取り組む人にとってきわめて大きな転機が訪れます。あなたの家族は相変わらずすべてを否認したまま、何ひとつ変わらないかもしれません。今までと同じようにあなたを傷つけ続けるかもしれません。しかし、あなたの家族がどんな状態であろうと、あなた自身の回復とは無関係なのです。家族の信頼や協力を得られなくても、あなたは立派に回復することができるのです。

「自分が変われば家族も変わる」可能性だってあります。あなたの変化を見て、家族のメンバーも自分を変えてみようと思うかもしれません。人間は変われるのだという希望を家族に与えることも可能なのです。

プログラムに取り組み自分の心を癒すことによって、自分自身を変えるのが回復における究極のゴールです。自分を変えることができれば回復は成功なのです。人生を生きる意味を感じ始め、心に平安が訪れます。もしあなたの回復がほかの誰かの回復につながったならば、それは予期せぬ恵みとして大いに感謝しましょう。

家族との距離感

トラウマ被害者の多くは、その回復過程において家族との距離を取り続けなければならないことがあります。それは以前に家族に対してひどいことをしたからではなく、健全な回復のためには家族と一定の距離を保ち続けることが必要だからです。もちろん家族がトラウマ被害者に対してネガティブな感情を持ち続けている場合もあります。回復プログラムは家族にとって理解しづらいところもあり、時には恐怖心を抱かせることさえあるのです。

私のクライアントたちもしばしば家族と距離を取り続けることは寂しく悲しいことだと不満をもらします。しかし、多くのクライアントのこんな発言を私は耳にしてきているのです。「私が回復してゆく姿を見たら家族の一体感が絶対に強まるはずだと思っていました。家族皆が癒されるとさえ信じていました。まったく逆の結果になるなんて思ってもみませんでした」。

あなたの回復が進めば、あなたと家族との関係性はいずれ落ち着くべきところに落ち着きますが、それは必ずしも家族全員と良好な関係がすぐに戻るという意味ではありません。長い時間がかかるときもあれば、家族のメンバーによっては関係が切れたまま終わることも十分にあり得ます。それはクライアントにとって乗り越えなければならない悲しい試練です。

家族の祝い事や週末の礼拝などを含めた日常生活の共有部分は保ちながらも、必要以上にベタベタせず、感情表現も控えるといったかたちを取るほうが好ましい場合が多いのです。それ以上に近づこうとすると、諍いが起きたり傷つけられたりする可能性が高いからです。

よくある例をひとつあげましょう。依存症とトラウマのプログラムに取り組み、回復を果たしたエイミーの事例です。彼女の家族はプログラムに一切関わりませんでした。現在、エイミーは共依存の母親と週末や祝日にお出かけをしたり、どちらかの家で一緒に時間を過ごしたりします。二人はよく近所の人の噂話やテレビの話題で盛り上がります。

ここ数年来、エイミーはアルコール依存症の父親のもとを時々訪れて話をするようになりました。注意深く酔っていない時を狙って父親に会い、近所の森を一緒に散歩します。森の木々や動物の話をしながらそれなりの関係性が築けていますが、決して長居はしません。

エイミーには二人の姉妹がいますが、彼女らとはなるべく距離を置くように努めています。価値観がまったく違うし、依存症やトラウマについて二人とも無関心だからです。一人は明らかな買い物依存症で多額の借金を抱えています。もう一人は結婚と離婚を三回繰り返し、現在四度目の結婚を目指して熱心に婚活に取り組んでいます。彼女らはエイミーの顔をみるたびに「過去のことにこだわっていないで大人になりなさい」と言います。姉妹と会う必要があるとき、エイミーは当たり障りのない話題を注意深く選んで会話します。食べ物、映画、音楽、有名人のゴシップなどの話をします。込み入った話題になると必ず喧嘩をしてしまうからです。もちろん血を分けた姉妹ですからもっと親密な関係を築いていろいろな話をしたいと願っていますが、現状ではそれが無理なのは明らかです。本人たちが変わろうとしない限り、何も変わらないことをエイミーは受け入れることにしたのです。

家族との関係に限界があることに対してエイミーは深い喪失感を感じながらも現状を受け入れています。しかし同時に、回復に取り組むなかで彼女は新たな人間関係をたくさん得ることができました。第8章にある「選びとる家族」を含め、たくさんの人々との健全で親密な絆です。

原家族のメンバー全員と健全な関係性を築けずに終わる残念な例もあります。いろいろ試したあげく両親ともほかの家族ともコンタクトを取るのを諦めざるを得ないときがあります。日常的に虐待や暴力が絶えない家庭に育った人は、かえってそのほうが当人の回復に役立つ場合も多くあります。物理的な接触を断つことによって安全で心静かに回復に取り組む時間が与えられます。しかし、そのようなときでも私はクライアントたちに必ず熟考することを促し、家族とのコンタクトを断ち切ることと回復することはまったく別であることを確認します。

家族メンバーとの関係についてあなたがどのような方向に進むにせよ、自分のなかにある動機をしっかり検証する必要があります。家族に対する忠誠心や義務感の強さはどうか、自分の期待は本当に誠実な愛情から発しているのか、家族に対する単なる承認欲求の現れではないのかなど複雑な要素が絡んでいます。機能不全や依存症の問題が家族の側にもある場合、家族のほうがあなたに承認を求めてくるなど、健全なアプローチ自体が不可能な場合もあるでしょう。

「家族の一人ひとりとの境界線をどこに引くか」は手間のかかる大きな問題ですが、自分を回復させる責任は自分にあることも忘れないでください。境界線の位置はいつでも変更できるものです。人間関係は回復過程のなかで日々刻々と変わり続けるものなのです。

境界線を引いて限界を設定すること

回復に取り組みながら家族との健全な関係を再構築し、それを維持してゆくのは非常に難しいことです。その一番の理由は、あなたはその人間関係のなかで何が起きようとも自分の回復を犠牲にしないという立場を貫かなければならないからです。これは家族だけではなくほかのすべての人との関係にも当てはまります。常に自分自身の回復を第一に考え、セルフケアを怠らない姿勢を崩してはならないのです。

あなたが家族のメンバーと実際に会う前に自分自身に問いかける必要のある質問を以下にあげました。おそらく試行錯誤が必要ですが、いずれは自分なりに答えを用意しておけるようになるでしょう。

- この相手と良好な関係性を保ちながら話せる時間はどのくらいか？　もし一五分が限界だとしたら、相手と話し始めてから一〇分ぐらいしたら意識して会話を切り上げる方向に向かうようにします。

- この相手と健全な境界線を保ちながら話せる時間はどれくらいか？
- この相手と話すときに避けたほうがよい話題は何か？　必ず気持ちが害される方向に会話が進んでゆくタイプの話題を前もってチェックしておきましょう。

避けたほうがよい話題というのは、それについて「話すな」というルールを決めてしまうことではなく、あくまでも相手と良好な関係性を保つことが目的です。その話題を否認する態度を促しているわけではありません。

避けたほうがよい話題かどうかはっきりわからないときには、自分自身にこう問いかけてください。「この相手とこの話題について、恨みや非難の感情を交えずに、正直でオープンな議論ができるだろうか？」もし答えが「ノー」ならば、その話題は避けることにしましょう。

特定の話題を避ける方法にもいろいろあります。たとえば、「宗教の話はやめましょう。この話題では、いつもお互い嫌な思いをする羽目になりますよね」とか、「夕食の最中ですから政治の話はもうこれくらいにしましょう。せっかく皆が集まっているのだから、もっと楽しい話がしたいです」といったように、きっぱりと意図的にやるべきときがあります。また、それとは逆に、はっきりと言わずにそれとなく話題を変えたほうがよい場合もあるでしょう。会話の雲行きが怪しくなってきたら、少し無理があっても話題を変えたほうがよいときもあるでしょう。

とは言っても、自己中心的な感情で特定の話題を避けることはしてはなりません。自分が拒絶されることへの怖れを感じるからとか、または自分を承認してもらいたいからという理由で会話の話題を操作するのはよくないことです。ポジティブな気持ちになれる健全で楽しい交流を常に目指して会話の流れに気を配ってください。

家族と会う前に考えておくべき重要なことがもうひとつあります。精神的サポートが必要になったときにそれが確実に得られるように準備をしておくことです。

たとえば、あなたが隣の州に住む両親のもとを車で訪れてそこに三日間滞在しなければならないとします。あなたの両親は二人ともビジネスの世界で成功した有能な人物で地域の人たちからも一目置かれていますが、実はコカイン依存症というもうひとつの側面も持っています。こんなときはまず訪問する数日前までに理解のある友人か「選びとった家族」の何人かに連絡を取り、緊急の事態が起きたときには話し相手になり精神的サポートを得られるように段取りしておきます。当日は家を出る前にエクササイズ、瞑想、ヨガなどで心を落ち着かせてから出発しましょう。

滞在している間、毎日一～二時間は両親の家を離れて静かな場所で時間を過ごすようにしましょう。散歩したり、瞑想したり、自然と親しんだり、静かに座って呼吸を整えるだけでもかなり違います。天気が悪ければ教会やカフェに行ったり、ショッピングモールを散歩したりするのもよいでしょう。地域の自助グループのミーティングに参加したり、スポンサーと連絡を取ったりするのもグラウンディング効果があります。

兄弟姉妹との関係

きょうだいがまったく違った生い立ちを経験することは珍しいことではありません。それは単に性格や感じ方が違うからではなく、家族の状態は時として急速に変化するものだからです。

アニーという女性の例をあげましょう。彼女が小さかった頃は週末に家族そろって遊園地などに遊びに行き楽しい時を過ごしました。彼女は夕食の席でおどける父親を見て皆で大笑いしたのを覚えています。アニーが一六歳の時、両親は離婚しました。妹のダナはまだ四歳でした。親権を取った母親は仕事を二つ掛け持ちしながらアニーとダナを育てます。父親は離婚後すぐに遠くの州に移り住み、娘たちに会いに来ることはありませんでした。母子家庭になり週末にお出かけをする金銭的余裕はなくなり、平日の夕食作りはアニーの役割となりました。

アニーの生い立ちにはまだ安定した時期があり、楽しい思い出も残っています。アニーは両親の仲がまだ良かった頃を懐かしみます。彼女にとって両親の離婚はきわめて悲しい出来事でした。それとは対照的にダナには父親の記憶がほとんどありません。子ども時代を振り返ってもつらく寂しかった思い出しかなく、父親に対する喪失感も希薄です。

もうひとつ例を挙げましょう。双子のベリルとバリーは芸術家の両親のもとに生まれました。二人が一一歳の時にサンジェイがパキスタンから養子に貰われてきて弟として家族に加わりました。サンジェイがまだ小さかった頃に両親の飲酒に問題が現れ始めます。二人のアルコール依存症はあっという間に進行し、一年半ほどすると家族は完全な機能不全に陥りました。二年後に父親は自殺でこの世を去ります。

この三人の子どもたちはもちろん全員、大きなトラウマを抱えることになります。しかしサンジェイの受けたトラウマの深刻さは二人の兄のものとは比べものになりません。二〇年以上経った今でもサンジェイは毎日ひどいうつ症状に苦しんでいます。彼は二人の兄にこんなふうに訴えかけます。「僕はあなたたちとはまったく違う世界で育ちました。違う国に生まれたからだけではありません。お兄さんたちには家族がまともで楽しかった頃の思い出があります。僕にはありません。僕は二組の両親に育てられたけど、親の愛情というものを一度も味わったことがないんです」。

親が依存症を患い混乱状態の家族や、親が厳しすぎて心の通い合わない家族のなかで育ったきょうだいは、お互いの間に絆が築けずに関係性が希薄なまま大人に成長することが多いようです。きょうだい同士がお互いのつらい生い立ちの生き証人なのです。幼い頃に植え付けられた失望、怖れ、怒り、恥辱感は大人になっても消えません。そしてきょうだいは会うたびに自分のなかにあるそれらのネガティブな感情を、まるで鏡の前に立つように見せつけ合わなければならないのです。ですから心の痛みを感じなくて済むようにきょうだいは疎遠になってゆきます。このような生い立ちを経た人の多くは、感情的に孤立しながら育ったために、きょうだい関係のみならず人間関係全般にも支障をきたします。

もしあなたがそんな家庭で育ったのなら回復プログラムのなかに家族の問題に取り組む作業を取り入れるべきです。兄弟姉妹との関係性を検証して、必要であればコンタクトを取って対話を始めてゆくのです。

しかしきょうだいの全員があなたと一緒に回復に取り組める状態にあるとは限りません。きょうだいのひとりは熱心に協力してくれるのに、もうひとりは連絡を取られるのさえ嫌がることがあるかもしれません。回復プログラムのなかで経験した気づきや新たに得た情報などを率直に伝えるだけでもよいと思います。家族のなかで依存症やトラウマがどのようにお互いの人生に影響を与えてきたか説明してあげましょう。成長した大人同士の間柄で少しずつ丁寧に距離を縮めてゆけばよいと思います。信頼感を伴う親密な関係を築くには時間がかかるものです。大切なのは相手をコントロールしようとしないことです。

私自身のセラピストとしての経験を振り返ってみても、家族のメンバーたちが同時に回復したというケースはまずありませんでした。家族の一人が回復してから何年も時には何十年も経ってから、もう一人が回復に取り組み始めるという例はよくあります。

依存症の悪影響が、その患者の家族全体に隅々までゆきわたるように、あるひとりの回復の影響も同じように、その家族の隅々までゆきわたるようです。家族の誰かが回復の道を歩み始め癒されてゆくと、ほかの家族メンバーもひとりふたりと同じ道を歩き始めるようです。私はセラピストとしてそんな例もたくさん見てきました。

加害者と向き合う[1]

もしあなたが依存症や虐待のある家庭で育ったのなら、子ども時代に受けたトラウマの原因となった家族メンバーと対峙し、大人同士として話し合う必要があります。回復プログラムのなかでは分かち合うことと対峙することとは別々のものではなく、ひとつながりの同じものなのです。相手の立場を尊重した上で相手との健全な境界線を守りながら伝えるべきことは伝えるのです。過去に相手があなたにしたことを率直に伝え、それがなぜあなたを傷つけたかを穏やかに説明しましょう。

でも、どうすればいちばんうまくいくでしょうか？　そもそも対峙をするべきなのでしょうか？　それを

［1］この章は家族の問題について書かれているので、家族メンバーから受けた加害を前提にして議論をしています。しかし、あなたの受けたトラウマの背景に家族メンバー以外の加害者がいる場合、その人物と対峙することを考える必要があります。子どもだったあなたに性的行為をした聖職者や、ほかの生徒の目の前でいつもあなたを馬鹿にした教師などがその例です。

どのように判断したらよいのでしょう？　その相手と対峙することが回復の役に立つのでしょうか？　過去に受けた被害について加害者と対峙することは、あなたの回復にとって非常に大切です。その理由を以下にあげましょう。

- その問題が解決する可能性がある。少なくともその出来事について取り組み、その結果が出ることで自分の気持ちを締めくくることができる。人間関係の問題は放置しておく限りあなたに精神的負担をかけ続けます。
- 否認が解けて、自分の嘘に気がつく。自分の物語を正しく書きなおせる。
- あなたと相手との間で物事がはっきりする。伝えるべきことを伝え、聞くべきことを聞けば、お互いを理解し合える可能性も出てくる。
- 自分の力を取り戻して、もうこれ以上他人の犠牲にならずに済む。誰のコントロールも受けない、誰の支配も受けない、誰にも自分を傷つけさせないという信念を相手にも自分にも確認させることができる。
- 家族以外の人との関係によい波及効果がある。人間関係上の深い問題にひとつでも気持ちの整理がつけば、その問題が根底にあるほかの不適切な感情的反応が抑えられるようになる。たとえば、子ども時代、酔って機嫌の悪い母親に殴られてばかりいたために、大人になってから子どもに暴力を振るう大人を見ると怒りが爆発して殴りかかるのを抑えられない人がいましたが、母親と対峙して問題を締めくくった後では、怒りを抑えて冷静に警察に通報ができるようになりました。

自分の側の真実を声に出すことは大切なことですが、本人に面と向かって伝えるかどうかは別の問題です。ある家族メンバーとの間の問題をカウンセリングルームで、セルフヘルプのミーティング場で、あるいは友人とプライベートな場で話す人はたくさんいますが、その相手と直接対峙する人はあまりいません。問題について相手と直接話すのではなく電話や手紙、メールを使って伝える人はかなりいるようです。あなたの場合はどんな方法がいちばん合っていると思いますか？

すべてのケースに当てはまる正解はありません。その相手とあなたとの今までの関係性など状況次第だと思います。

ではここで、それぞれの伝え方についてその長所と短所をまとめておきましょう。よく考えてからあなたにとっていちばん適切な方法を選んでください。本人に面と向かって話さないからといって自分は臆病だとは考えないでください。勇気があるなしの問題ではないのです。伝えるべきことが適切に相手に伝わればよいのです。

面と向かって本人と話す方法の利点

- あなたが伝えたことに対する相手の反応をその場で直に見たり聞いたりできる。目の前にあなたがいるので相手も話をはぐらかしにくい。
- お互いが望むならその話題についてその場でもっと話し合いができる。

面と向かって本人と話す方法の欠点

- 相手がその場を何とか切り抜けようとして、過去にあなたを傷つけたのと同じやり方に出てくる可能能性がある。たとえば、あなたの話を遮る、言葉の暴力、身体的暴行、罵る、からかう、許しを懇願する、あなたに脅されたと警察に通報する、殴り合いに持ち込もうとするなどです。

• あなたを混乱させたり、驚かせたり、話題を変えようとしたりする。わざとそうするのかもしれないし、思わずそうするのかもしれない。

• あなたが話すことをちゃんと聞かないか、または受け入れようとしない。内容を否認したり、否定したり、「あなたは大げさだ」と責める。この類の反応はどんな場合でも非常にがっかりさせられますが、特に面と向かってやられると精神的に堪えます。

• あなたはただ真実を伝えたいだけで、議論するつもりはなくても、相手が反論してきたり、あなたを侮辱したり、冷笑したりするかもしれない。そういった相手の反応を止めることはできない。

注意：相手が虐待的な態度に出る可能性があるときは、本人に直接会うことは絶対に避けてください。

電話やその他の電子機器を使って相手に対峙する方法の利点と欠点

• 中止したいときにその場ですぐに止められる。相手が虐待的な態度に出ても電話ならすぐに切ることができる。その反面、相手に電話を切られてしまう可能性もある。

• お互いに相手の表情やボディランゲージを見ることができない。

• 録音することができるが、録音される可能性もある。録音された会話が将来どう使われるかは誰にもわかりません。

直接に話す方法を取る場合はセラピストの同席が必要かどうかをまず考えます。次に、ほどよい緊張感を保ちながら落ち着いて安全に話せるような時間と場所を設定します。

伝えるべき内容を頭のなかで事前にしっかりと整理し、いちばん重要なことから話し始められるように準備をします。これだけは伝えたいと思うことは最初に言ってしまうのがいちばんです。実際に口に出して何度か練習してください。結果について期待しすぎないようにしましょう。今までずっと言いたかったことを一度の機会ですべて伝えようとしても無理です。

手紙やメールを使って対峙した場合、都合のよい答え方を考える時間を相手に与えてしまうという欠点があります。返信や反応がなかった場合にも微妙な状況に陥ってしまいます。たとえば相手が電話を切ってしまったのなら、向こうの気持ちは明らかにわかります。ところが手紙やメールの返事が来ない場合、いろいろな解釈の仕方が出てきてしまいます。この方法だと、当然ですが、相手とその話題について直接に話し合うことにはなりません。

回復に取り組むクライアントの多くは、家族と面と向かって話す代わりに象徴的な対峙をするワークをプログラムのなかに取り入れます。ゲシュタルト療法、ロールプレイ、サイコドラマ、空椅子技法〔2〕や、書くだけで実際には送らない相手への手紙やメールを書く方法などいろいろなやり方がありますが、どれも安全な環境のなかで行うことができます。

〔2〕空椅子技法：誰も座っていない空の椅子を目の前に置いて、自分が話したい相手がその椅子に座っている様子をイメージします。そしてその相手と実際に声を出して会話をします。相手の受け答えも自分で声に出して言います。

相手との対峙を象徴的に行う方法の利点

- 相手の反応を怖れたり気づかったりしないで自分の側の真実を自由に「伝える」ことができる。
- 安全な空間で自分の側の締めくくりが達成できる。
- 場所や時間を設定したり、相手の都合に配慮する手間ひまが一切かからない。
- 相手がすでに亡くなっていたり、連絡が取れなかったり、実際に会える状態になかったりしても行える。

相手との対峙を象徴的に行う方法の欠点

- 相手との関係が実際に改善するわけではない。
- 実際に相手に対峙したら、相手も自分もどうなるかはわからない。

象徴的に対峙する方法を行ったとしても、それは将来において実際に相手と対峙する可能性を排除するものではありません。

亡くなった相手への象徴的な対峙方法

大切な人がこの世を去ってしまえば誰でも深い喪失感にかられます。過去に受けた心の傷や、未来永劫に消えてしまった何かに対する喪失感の場合もあるでしょう。何か大切なものを失くしてしまったことをきちんと悲しみ、そしてそれを受け入れることは、あなたの回復過程のなかで必要不可欠な要素です。

リタの父親は彼女に対して一度も親らしいことをしたことがありません。成長して大人になったリタは、自分に無関心な父親から伝わってくる拒絶感を受け入れて生きることを覚えました。リタが四二歳の時、その父親が突然亡くなります。その時、彼女は思いもよらないほど激しく動揺している自分自身に驚き混乱しました。大きな喪失感と深い悲しみと強い怒りが身体的な痛みを感じるほどに心のなかで渦巻いているのです。

リタはそれらの感情を注意深く検証してみました。その結果、彼女は自分が幼い頃から今まで心の奥底でずっと求め続けていたものを突き止めたのです。彼女は父親に謝ってほしかったのです。そして「お前を愛している」と言ってほしかったのです。

リタは、自分のことに関心のない父親に対する失望感を感じながらも、責任ある大人として気丈に生きてきました。ところがその父親の死がきっかけとなり、心の奥に隠れていた喪失感が顔をのぞかせたのです。一連のグリーフワークを経て、リタはその喪失感と折り合いをつけました。父親の死という究極の喪失を足掛かりに、深い悲嘆と受容を通り抜けた現在、彼女は心穏やかな人生を送っています。

ひとりでやろうとしないこと

家族のメンバーと対峙するときに自分だけでやるにせよ、セラピストの指導や援助のもとで行うにせよ、「回復の旅路はひとりで歩くものではない」ということを決して忘れないでください。以下の方々にできる限りのサポートを求めるようにしましょう。

- 信頼できる友人や「選びとる家族」のメンバー
- セラピストやカウンセラー
- スピリチュアルなガイドのできる人や信頼できる教育者
- サポートグループ

アラノンやACA（アダルトチルドレン・アノニマス）のミーティングに参加して回復の道をともに歩む仲間をたくさん見つけてください。これら自助グループのミーティングでは、参加者たちが回復に向けて整合性のある生き方ができるように、原家族との間でいろいろな問題の起こる毎日を少しでも心穏やかに過ごせるように励まし合っています。

第10章 赦すことと癒されること

「赦《ゆる》す」ということに対する人々の考え方は非常に幅が広く、この概念については、とても前向きな人からとても受け入れがたいと考えている人までさまざまな色合いが見られます。「赦す」ことには多くの側面があるため、その意味が誤解されやすく、不適切なやり方で実践されることもしばしばあります。「赦す」という行為は、がんばって達成する目標でもなければ、意図的に行われるものでもありません。「赦す」とは、天から与えられる恵みなのです。回復プログラムを通して自分を癒すことに取り組んでいる人々のもとに自然に訪れるものなのです。

ハイヤーパワーや回復仲間のグループや自分自身の心と、霊的な深いつながりが持てた時に初めて、スピリチュアルな目覚めとしてあなたのなかで「赦し」が起こります。お金を出して一枚の洋服を手に入れるような簡単なことではありません。心の内側で起こる有機的変化によってゆっくりと醸成されるものです。「あなたを傷つけた人を赦すこと」や「あなたが傷つけた人から赦してもらうこと」は、あなた自身の回復のゴールではありません。

多くの人が「赦す」という言葉と「べきである」という言葉を一緒に使いたがるようです。自分を傷つけた人々を赦すべきなのだと考え、自分を裁こうとしています。「赦すことができれば、あなたはスピリチュアルな良い人、できなければ悪い人」という勝ち負け思考や、「赦すことは正しい、赦さないことは間違え」という白黒思考に陥っています。

これらの考え方はすべて完全に間違っています！「赦す」とは「べきか、べきではないか」、「良いか悪いか」、「正しいか間違いか」の問題ではありません。「赦す」とは自分自身に対して正直になることです。赦すことは与えることです。強要したり、要求したり、取引の対象にして獲得するものではありません。あなたが自由な意志のもとで選択し自発的に与えるものです。

「赦す」にくっついている「べきだ」には三つのタイプがあります。

- 心の準備ができていようがいまいが、赦すべきだ。
- まだ怒りを感じていても、相手を赦すべきだ。
- ほかの人たちのためになるから、赦したくなくても赦すべきだ。

この章を読み進めながら、入り組んだ自分の感情を整理し、あなた自身の回復にとって「赦す」ことが持つ意味は何なのかを探っていきましょう。

「赦す」ことへの誤解

「赦す」ことの本当の意味を理解するためには、間違った理解の例を先に見たほうがよいと思います。以下に「赦す」ことが誤解されるよくあるパターンをあげてみました。

- **「赦す」ことは忘れることではありません**：過去に起きた出来事を忘れることはできないし、またその必要もありません。あなたが経験した苦しみは、二度と同じ目にあわないためにも、また同じようなやり方で他人を傷つけないためにも、しっかりとあなたの心に刻んでおくべきです。
- **「赦す」ことは大目に見ることではありません**：相手がしたことを仕方がなかった、たいしたことではなかった、こちらの過剰反応だったと大目に見ることは赦すことではありません。あなたは傷つき、あなたの人生は確かに狂わされたのです。
- **「赦す」ことは赦免ではありません**：赦すことは無罪を宣告する行為とは違います。過去に起きた出来事をなかったことにすることでもありません。受けた被害の責任を免除するものではありません。
- **「赦す」ことは自己犠牲的な精神とは無関係です**：赦すことは自分の気持ちを抑え込むことではありません。大きな目的のための殉死者になることではありません。ある感情を抑え込むことと尊重することとは大きく異なります。
- **「赦す」ことは、もう二度とそのことについて腹を立てないことではありません**：あなたはその出来事で傷ついたのです。それは不当な仕打ちで、起きてはならないことでした。これからも怒りの気持ちが湧き出るでしょう。それは当然です。回復プログラムの目標のひとつは、過去の出来事に対する怒りの感情によって現在のあなたの生き方が左右されないようにすることです。自分が健全に癒されれば怒りの感情がセルフケアを妨げることはなくなります。

- **「赦す」ことは一度の決断で実行して済ませるものではありません**：過去を手放して前向きに生きたいとどんなに願っていても、魔法のように過去を消し去ることはできません。自分の過去に取り組むグリーフワークを何度もやりながら、喪失感をくぐり抜けた先に「赦し」が訪れます。近道や次善の策は存在しません。

「赦すこと」とは

- **「赦すこと」とは、恨みつらみ、憎しみ、自己憐憫を抱えて生きる必要はないのだと気づくことです**：これらの感情は抱えていると痛みを伴います。自己破壊的にもなります。その上、精一杯生きようとせず、人生を安売りしている自分自身に対する言い訳にもなります。あなたにとってこれらの感情は、実は、あなたを傷つけた人たちに仕返しするための武器なのです。あるいは傷つくことを怖れて他人を近づけないようにするための壁でもあるのです。あなたにはもう武器も壁も必要ありません。
- **「赦すこと」とは、自分を傷つけた人々を懲らしめたいという気持ちが消えてしまうことです**：傷つけられた相手に仕返しをして思い知らせてやるのだという考えが頭のなかから去ってゆきます。心が自ずと穏やかになります。

•「赦すこと」とは、過去の自分に起きた出来事を、現在の自分を説明する言い訳に使う必要がなくなることです：現在のあなたは単なる過去の鏡ではありません。あなたの過去は今のあなたを作るほんの小さな一部分に過ぎません。

•「赦すこと」とは、忘れはしないけれど、手放すことです：過去のつらい出来事を片時も忘れずに思い出していたら前には進めません。しかし考えないようにしたり、無理に忘れようとしたりするのも不自然です。回復し癒されるためには、傷ついた過去は忘れないけれど受け入れる、そして手放すことに取り組まなければなりません。

健全な「赦し」に辿りつくためには、多くの場合とても長い時間を必要とします。回復プログラムに取り組み、自分を癒しながら、心のなかにどっかりと陣取っている恨みや傷ついた感情を少しずつ「赦し」と「受容」に置き換えてゆくのです。流した涙の分だけ、吐き出した怒りの分だけ、「赦し」のためのスペースが心のなかにできるのです。

間違った「赦し」をしてしまうとき

もしあなたが非常にお人好しで、他人との対立を極端に嫌い、承認欲求が強いタイプの人であるなら、自分が傷つけられた人に対して早すぎる「赦し」をしたり、間違った「赦し」をしたりしないよう十分に気をつけてください。不適切なやり方で赦しても回復は前進しません。時間をかけて心の準備を整えた上でなければ、健全な「赦し」はできないはずです。赦すふりをするとトラウマの傷はかえって深まります。
間違った赦しによって相手との人間関係を修復しても、それは偽物です。問題を否認しているだけで何も解決していません。うわべだけの関係性を取り繕うために自尊心を捨て自らの信念に逆らい、自分の安全や回復を犠牲にしているのです。自分の感情としっかり折り合いがついていなければ、誠実な心からの「赦し」は行えません。心の傷が十分に癒えていないのに形だけの「赦し」をするのは、自分に対しても相手に対しても不正直な行為になります。

相手の罪を赦すという行為は社会的にも宗教的にも賞賛すべきこととされ、「今すぐすべてを赦しなさい」というメッセージは私たちの文化のいたるところに浸透しています。特に女性においては、どんなに傷つけられても、相手を理解し怒らず騒ぎ立てず穏便に済ますことを強いられています。時期尚早で間違った「赦し」は、美徳のかけらもない偽りの「赦し」です。

ジャニス・A・スプリング氏は著作 *How Can I Forgive You?* のなかで、偽りの安っぽい「赦し」を「うわべを繕うために自分の信念と安全を犠牲にする行為」と呼びました。的を射た表現だと思います。「顔で笑って心で泣いて」いるような「赦し」は、怒りにふたをして自分の尊厳に背を向ける行為なのです。沈黙を強いられたあなたの心と魂は行き場を失い、さまよい続けるでしょう。

自分を赦すこと

「赦し」という言葉を聞くと人は誰でも「他人を赦すこと」をまず思い浮かべるでしょう。ところが私たちの回復プログラムのなかでは、最初に自分自身を赦すことが求められます。それは最終的に自分を傷つけた人々を赦すために必要なことだからです。自分が他人を思いやるのと同じように、自分のことも思いやること、あなたが他人からこんなふうに親切にされたいと思う通りに、自分自身にも親切になることがきわめて大切なのです。他人に自分を傷つけさせたことや、自分が他人を傷つけたことで、あなたは自分を責めているはずです。過去のすべての出来事に関して自分自身を完全に赦してください。

依存症やうつ病を患っていた頃には、自分の子ども、友人、パートナーに対して無責任な態度を取っていたかもしれません。嘘をついたり無理な我慢をしたりして自分を傷つけていたかもしれません。人間は誰でも間違いを犯す存在です。あなたもそろそろ自分が人間であることを受け入れて、自分にやさしくなってみてはどうでしょうか。あなたを苦しめてきた手強い相手の正体を見極めれば自分に親切になることができるはずです。自分に誇りを持つこともできず、自分の感情を他人に伝える方法も知らなかったあなたが、トラウマというモンスターに徒手空拳で戦っていた姿を、ちょっと立ち止まって思い浮かべてみて下さい。

子ども時代に虐待を受けたのは「自分にも何か問題があったからだ」と思っているなら、今すぐその考えを捨ててください。あなたは無垢な子どもだったのです。悪い子でも邪悪な子でもありませんでした。逃げ場もなく選択肢もないなかで身体を傷つけられたかもしれません。感情を押さえつけられたあなたは内向的な人間になってしまったかもしれません。心のなかは常に、怖れ、劣等感、喪失感、憎悪でいっぱいだったかもしれません。だから他人や自分を傷つけるような生き方しかできなかったのかもしれません。そんな自分の過去を悔やんでも悔やみきれない思いをしているかもしれません。でも考えてみてください。あなたは生き延びるためにできる限りのベストを尽くしただけだったのです。

「赦す」こととは自分を否定しなくなることです。「赦す」の反対は「責める」です。責めている相手を受け入れることはできません。「私は自分自身を赦して受け入れます」と言えるようになりましょう。

さあ、あなたの心を自分自身に向けて開いてあげてください。自分を思いやり、愛情を込めて育み、理解してあげるのです。過去にどんなことがあったにせよ、あなたの心の芯にはまだ純粋さが残っています。それがあなたを力強く回復へと導いてくれるでしょう。あなたはもうそれに気づいているかもしれません。それを感じられなくても心配しないでください。回復がさらに進み心が癒されてくれば、誰でも少しずつ感じられるようになります。

「赦し」を生み出す力

回復プログラムに取り組み心が癒されてくると、自分のなかから「赦し」が自然に生まれてくるのを感じます。心が癒されるためには全身全霊で回復に取り組まなくてはなりません。回復プログラムの重要な部分をひと通りしっかり終えると「赦し」は起こるべくして起こります。そしてあなた自身の人生の物語のなかで、その「赦し」の意味が明らかになる時が訪れるでしょう。あなたの過去がどんなに苦悩に満ちたものだったにせよ、あなたの魂は穢されずに、自由を奪われることなく、今日まで生き延びてきました。そして今、あなたを癒すために、あなたに寄り添っています。あなたを回復へと導いてくれるのは、ほかの誰でもなく、あなた自身の魂そのものなのです。

第11章 人生のストーリーを描きなおす

この本の大半の部分を費やして、私たちは人生のストーリーのなかでトラウマや依存症が果たしてきた役割やその意味を考えてきました。人生のストーリーはあなたの過去から現在まですべてを含みます。この本をここまで読み進めてきたあなたは自分の人生のストーリーの後半の部分を書きなおす準備が整っているはずです。遠い昔まで遡って描きなおす必要はありません。回復への取り組みや、癒されてゆく自分を含めた前向きの新しい部分を少し描き加えてゆくだけです。少し前の過去から始まり、現在そして未来へと生き続ける自分の姿を描いてみましょう。

この作業は頭で想像するだけでなく、実際にあなた自身の手で文章を書いて物語を完成させるものです。居心地よく安心して筆を進められる場所をまず見つけてください。これまで使ってきたノートをそのまま使っても構いません。ボールペンでも鉛筆で何でも書きやすいものを使ってください。字の色も太さもあなたの自由です。

パソコンを使って書く方はフォント、サイズ、色、用紙の向きなどをはじめ、いろいろなツールを使ってあなた自身が楽しめるようにデザインしてください。誤字脱字や文法などはあまり気にせず自由な気持ちで大らかに書いてください。誰かに読んでもらうために書くのではありません。心のなかにあるものをそのまま書けばよいのです。

人生のストーリーは六つのパートに分けて書きます。それ以外はページ数や構成などについて何のルールもありません。数段落のみで短く書く人もいますし、何ページもの長いストーリーを書き上げる人もいます。六つのパートを一気に書き上げてしまってもよいですし、数日から数週間かけてゆっくり書いても構いません。途中で筆が止まってしまったら、しばらく休んでまた書き始めればよいでしょう。書き終えた後、しばらくしていろいろ手直ししたり、書き加えたりしてもまったく問題ありません。

それでは六つのパートを一つずつ説明してゆきましょう。

パート1　回復プログラムにつながった発端や経緯

あなたが回復プログラムにつながった経緯やきっかけとなる出来事から書き始めてください。特定の日付や年もわかれば書いてください。その出来事のなかで気づいたこと、気づかされたことなども大切です。たとえば、「二〇一六年の三月にNA（ナルコティクス・アノニマス）のミーティングに初めて参加しました。自分のことを本当の意味で理解してくれる人たちに生まれて初めて出会いました」とか、「去年の夏のある日、家族でピクニックに行く予定でしたが天気が怪しくなってきたので夫がそれを中止にしました。その途端、私は金切り声を上げて夫や子どもに向かってわめき散らしてしまったのです。そんな自分に愕然とした私は教会のソーシャルサービスに連絡を取り、カウンセリングの予約をしました。私の回復はあの日から始まったと言えるでしょう」といった具合です。
以下に私のクライアントが書いた三つの例を紹介します。

ジェームス：私の回復の旅路は今年の一月一日にクスリを止めた時から始まりました。「自分は誰からも相手にされない悪い人間だ」と信じていましたが、NAの仲間のおかげでそうではないと思えるようになりました。クスリを使わずに生きていれば人生をよい方向に変えていけると教えてもらいました。クスリを使っていた頃はそんなことは絶対に無理だと思っていましたが、現在まで一〇カ月間、クスリを使わずに生きています。確かに何もかもがよい方向に変わってきました。

マーラ：私の回復は二年前にトラウマのワークショップに参加した日から始まりました。私はこのワークショップで自分の過去を言葉で表す方法を学びました。私の今までの人生を、しっかりと自分で説明できるようになりました。私はずっと自分のことをダメな人間だと思って生きてきましたが、今はそうではありません。

アリー：トラウマというものについて何も知りませんでした。依存症についてはちょっと知っていましたが、詳しくはなかったです。トラウマについて書かれた本を他人に勧められて読み始めた途端、「この本には自分や自分の家族のことが書かれている」と感じました。現在では、自分の行動パターンや思考パターンをより深いところから理解できます。自分の家族がなぜあんな状態になってしまったのかもわかるようになりました。そして自分を癒すために回復の道を歩んでゆくには、日々の自分の小さな選択を大切にしなければならないと感じています。

パート2　現在の自分

このパートでは以下にあげることを書いてください。

- 自分の回復や癒しのために現在していること。
- 自分自身についてどう感じているか。
- 自分の回復と癒しについてどう感じているか。
- 自分の人生についてどう感じているか。
- 良くも悪くも、自分がどう変わったか。

ジェームス、マーラ、アリーはパート2で以下のように書きました。

ジェームス：ＮＡミーティングに参加し続けています。ＡＣＡ（アダルトチルドレン・アノニマス）ミーティングにも参加し始め、依存症者のいる家庭で育つことについて書かれた本を二冊読みました。これらはすべて自分がクスリを止め続けることにとても役立っています。ＮＡのスポンサーをはじめ多くの先行く仲間からのサポートを受け入れられるようになりました。回復プログラムのおかげで自分が変わったのを感じています。以前の自分は他人の言動にすぐ反応していましたが、今はずいぶん落ち着いて対応できるようになりました。何かが起きて動揺してもすぐに反応せずに、ひと呼吸おいて考えることができます。過去の自分の生き方について抱いていた強い罪悪感も薄らいできています。

マーラ：トラウマのワークショップに参加して以来、自分の癒しと回復に取り組み続けています。トラウマと依存症に詳しいセラピストのシーラと出会えたのは本当にいいきっかけになりました。月二回の彼女とのカウンセリングを続けています。カウンセリングの度にシーラは宿題を出します。宿題は瞑想のやり方に関する課題が多く、ほとんど毎日、少なくとも一日おきには瞑想をするようにしています。今でも突然怖れや不安感がこみ上げてくることがありますが、カウンセリングや瞑想のおかげで前よりずいぶんよくなっています。シーラは、そういった気分の変調が出るのは誰にでもあることで、かえっていいことだと言ってくれました。カウンセリングのおかげで将来に希望を持てるようになったことがいちばんうれしいです。

アリー：最近、幼少期のトラウマに関する五日間のワークショップに参加しました。私が幼少期に体験したことが、大人に成長した今の私に対して大きく影響していることを学びました。どうして自分はこんな人間になってしまったのか理解できたし、一生このままである必要はなく、自分を変えようと思えば変えられることもわかりました。それとＥＭＤＲ療法を実践するセラピストのおかげで不安障害がおさまりました。自分で何か決めなくてはならないときにいつも恐怖感に襲われ、長い間苦しんできましたが、ＥＭＤＲ療法はとても効果があったみたいです。

パート3　近い将来のこと

このパートでは近い将来に自分が何をするかを書いてください。「できたらいいと思う」とか「したいです」という言葉使いではなく、「します」と書くようにしましょう。具体的な時期や日付なども可能な限り書いてください。たとえば、「夏季休暇が終わって学校が始まる前に、トラウマ専門のセラピストを見つけてカウンセリングを始める予定です」とか、「今月中にヨガのクラスに参加を申し込み、瞑想を日課に取り入れます」とか、「グラウンディング法のアプリを今週末にダウンロードして試してみます」という具合です。

ジェームス、マーラ、アリーはパート3で以下のように書きました。

ジェームス：12ステップの理解を深めるためにラウンドアップというACAの泊まりがけのイベントに参加します。今週末に参加の手続きを済ませる予定です。今ここで書いている自分のストーリーだけでなく、自分自身の日記も付けたくなったので、そのための時間を日課に加える予定です。ヨガのクラスにも行ってみたいと思います。来週、保護観察官との面談があるので、その時に自分が現在抱えている法的問題にどう取り組めばよいか具体的に相談します。

マーラ：セラピストとのカウンセリングを続けていきます。明日の私の誕生日パーティーが終わったらその後、二〜三週間ぐらいお酒を止めてみます。もしうまくお酒が止められなければ自助グループに参加するか、依存症専門のカウンセリングを受けるつもりです。

アリー：今やっているセラピーのなかでもっと深く自分を掘り下げてゆきます。棚上げになっていたセックスの問題に向き合います。過去に受けた性的虐待にも取り組み始めたいと思っています。今付き合っているパートナーとの関係性も見なおす必要があります。これらの課題を次のカウンセリングの時にセラピストに話します。

パート4　回復と癒しのなかで変わってゆく将来の自分

このパートは以下にあげた項目を参考にして書いてください。

- 回復を進めていく上で、将来、自分が変えたいと思っていること。
- 今から三カ月後（または六、九、一二カ月後でも可）の自分の身体的状態、精神的状態、思考能力、霊的状態（スピリチュアリティ）はどんな感じだと思うか。
- 自分の人間関係をこれからどのように変えてゆきたいか。関係を断ったほうがいい人、関係を築き始めたい人など。
- 自分が今置かれている状態や環境について変えてゆきたいこと。
- 自分自身の回復の長期的な目標。
- 自分自身の人生全般についての長期的な目標。

将来の自分の姿や回復が進み癒されてゆく自分の姿を具体的に細かく思い浮かべながら書いてください。将来の計画、目標、希望、気になること、問題、知りたいことなど自由に思いつくままに書きましょう。このパートは最初の三つよりも長くなるのが普通です。

ジェームス、マーラ、アリーはパート4で以下のように書きました。

ジェームス：自分が参加している二つの12ステップグループのスポンサーと一対一で話す時間がどんどん増えてゆきます。「受け入れること」と「赦すこと」ができる自分になります。他人が自分のことをどう思うかを気にせずに、自分のトラウマ被害についてもっと積極的に分かち合えるようになります。ミーティングやグループワークのなかでは話しづらい問題がいくつかあるので、セラピストを探そうと思います。夫婦関係について妻と一緒に取り組む必要があります。妻も私も未解決の問題をたくさん抱えています。二人とも子ども時代に特に大きな問題があります。もし12ステッププログラムだけで対処しきれないようなら、夫婦カウンセリングを受けてみるつもりです。ギターの練習を再開して、ジャムセッションなどをまた楽しみたいと思っています。

マーラ：うつ状態から解放された私がいます。もし気分が落ち込み始めたらすぐにセルフケアと回復プログラムのメニューを見なおします。そして友達やセラピストにすぐに助けを求めます。もしお酒を止め続けることが難しくなったら、自助グループやアルコール依存症の治療プログラムに参加します。実の父親に手紙を書いてみようと思います。実際に投函するかどうか決めていませんが、伝えるべきことがいくつかあるのでそれらを文章にしておきたいと思います。書いたらセラピストに見せて意見を聞きます。母親がなぜ幼い私を捨てて家を出て行ってしまったのか知りたいのです。将来は今よりもっとたくさんの仲間に囲まれている自分がいます。トラウマや依存症、人間関係についてどんどん勉強してゆきます。

アリー：怖れに支配されずに生きる自分がいます。何かある度に自分を責めるのも止めました。将来への不安を常に抱えながら霧のなかをうろつくような生き方も手放しました。今まで自分に厳しすぎたから、これからは自分を労わります。手頃な教会を見つけて通い始めようと思います。日々の黙想のための書物を毎日読み続けます。「受け入れること」に取り組みます。リストカットや皮膚を焼く自傷行為も止めます。明るい色の服を着るようにして、黒い服は全部処分します。私と同じような過去を持ち、同じようなゴールに向かって回復に取り組んでいる仲間を見つけます。私を裁くような人々とは距離を置くようにします。

パート5　スローガンやキーワードを見つけましょう

ここまで書いた四つのパートを通して読んでみます。そしてあなた自身の回復と癒しのゴールを表わすのにピッタリな言葉やスローガンをいくつか考えてほしいのです。以下にあげる言葉やフレーズを参考にしてください。

- 自分を信じる
- 自分を赦す
- 間違った期待を手放す

- 整合性
- 心の平安
- 元気で健康な身体
- 自分を愛する
- 自分の人生を愛する
- 毎日よく寝る
- 奉仕活動、ボランティア活動
- 信頼すべき人々を信頼できるようにする
- 楽しむ
- 境界線を引く

あなた自身のキーワードやスローガンが決まったら、それらを紙に書きます。よく見えるように大きな字で何枚か書きましょう。次にそれをいろいろな場所に貼ります。冷蔵庫のドア、洗面所、仕事場、車のなか、日記の表紙など、どこでも構いません。毎日の生活のなかで何度も目に付くような所を選んでください。私の知っている人のなかには、これらのスローガンをプリントしたオリジナルのTシャツやマグカップを作った方や、自分のコンピューターのホーム画面に書き込んだ方もいました。あなた自身の回復が進むにつれて、書き加えたり書きなおしたりしたくなったら、思い通り自由にしてください。

パート6　五年後の自分

このパートを書くのは今までのなかでいちばん時間がかかると思います。安心して落ち着ける場所を選んでリラックスした気持ちで臨んでください。いろいろなシナリオが思い浮かんでくると思います。考える時間をたっぷり取りましょう。大半の方が四五分から一時間半ぐらいかけて書き上げています。

今日からちょうど五年後の自分を想像して書きます。自分自身の回復や癒しが順調に進んでゆくことを前提にしてください。もちろん何か間違いをしたりつらいことが起きたりしますが、回復プログラムを使って切り抜けながら前進し続けます。

次に、そのシナリオが実現した五年後の自分になりきってください。そして五年後の未来の自分の立場から現在の自分に手紙を書きます。手紙は時空を超えて今日あなたに届きます。この作業をすることによって、回復プログラム全体の持つヒーリング効果をさらに高めることができます。

回復した未来のあなたが現在の自分に対して、いちばん知ってほしいこと、いちばん覚えておいてもらいたいこと、決して忘れないでほしいこと、突き進んでほしいこと、注意してほしいこと、手に入れてほしいもの、避けてほしいこと、手放してほしいこと、感謝してほしいこと、祝ってほしいこと、悲しんでほしいこと、終わりにしてほしいこと、続けてほしいことなどを手紙に書いて知らせてください。

心の傷が癒されて成長した五年後のあなたが現在のあなたに、過去五年間にわたり自分の身体的状態、精神的状態、思考能力、霊的状態（スピリチュアリティ）がどう変わっていったか、その回復していった様子を伝えてあげるのです。これから先の新たな希望、新たな目標、新たな計画も手紙に書いてください。いちばん大切なことは、手紙を受け取るあなた自身に対して心からの愛情と思いやりを持つことです。そして将来の展望を示すことです。手紙の書き出しは、「親愛なる〇〇へ」（〇〇はあなたの名前）にしましょう。

では、五年先の未来のジェームス、マーラ、アリーが今の自分自身に宛てて書いた手紙をご紹介します。

親愛なるジェームスへ

六年前にあなたは死にかけました。酒場で仕事をしながら、夫婦そろってヘロインに溺れていました。今のあなたはクスリを一切使わずに回復の道を歩んでいます。妻も回復プログラムにつながっています。

あなたが前向きに将来の目標を定め、その方向に向けて毎日着実に前進してきた結果が出ています。あなたは以前のような怒りっぽい人ではありません。昔のあなたは、何かあるとすぐにブチ切れたので、ずいぶんたくさんの友人を失いました。今はそんなことは起きなくなりました。

今のあなたは、ありのままのあなた自身を心地よく受け入れています。ずいぶん穏やかになりました。他人と打ち解けられるようになりました。まだ社交的とまでは言えませんが、昔のようにひきこもったりしなくなりました。今はそれで十分です。小さなグループで気の置けない仲間たちと一緒に過ごす時間を心から楽しんでいます。

二年前に男性ミーティングに参加しようと決めたのは本当に正解でした。自分と同じように過去の恨みを引きずりながら、自分に自信が持てなかった経験のある仲間に会えたことでずいぶん気持ちが楽になりました。怒りが爆発する背景には、虐待を受けて傷ついた子どもの頃の自分が、自分自身のなかに今でもいることがわかりました。自分の過去を振り返るのはとてもつらく怖ろしいことだと思っていたけれど、実際にやってみたらそうでもありませんでした。

あなたは五年前にグレノン・ドイル・メルトン氏の「心の痛みは熱いジャガイモではなく、人生の旅をともにする先生なのです」という言葉に感銘を受けました。五年後の今もあなたはその言葉の意味を大切にしながら生きています。心の痛みを熱すぎるジャガイモのように放り投げてしまうのではなく、賢い先生として迎え入れてその教えに耳を傾けられるようになりました。

父親と兄にはあまり近づかないでおこうと決めたのはよかったです。彼らと長い時間一緒にいると、あなたの怒りと罪悪感をかき立てるようなことが必ず起きます。ですから彼らとの付き合いは、当面、年に数回の短い訪問と電話で時々話す程度に抑えておきましょう。そのぐらいにしておくのが今のあなたにはちょうどよいと思います。

怒りっぽい気性のせいでやらかしたことが原因で、罰金やら借金がずいぶんありましたが、思いのほか順調に整理できています。保護観察期間も無事に終わりました。妻のマンディとあなたは子どもを作ることを前向きに話し合っています。あなたは「自分はよい父親になれる」と思えるようになりました。

自己破壊的なことばかりしていたあなたが、信じられないかもしれないけど、カウンセラーかソーシャルワーカーになることを思い立って大学のコースを取り始めました。この五年間、あなたは健康に気を使いながら本当に真面目に生きてきました。とてもうれしいです。そんなあなたを私は誇りに思います。

その調子でがんばり続けてください。あなたはきっと五年後のあなたを気に入りますよ。

愛をこめて、ジェームスより

親愛なるマーラへ

この五年間は山あり谷ありで大変でした。でも状況はおおむねよい方向に進んでいます。いろいろあったけれど、あなたはひきこもったり、うつで動けなくなったり、絶望して何もかも投げ出したりせずにやってこられました。

あなたの不安障害は九八％ぐらい回復しました。EMDR療法を受けた後、身体療法のよい先生に出会えたのは幸運でした。身体と心の両方に働きかけるSE療法で人生が変わりました。受け入れるべき援助を受け入れながら自分の問題に取り組めば結果は素晴らしいものになるのですね。

あなたは熟慮の末、離婚をしました。よい決断だったと思います。離婚は思っていたよりも簡単でした。正しいと思ったので、思い切ってやってしまいました。

回復プログラムに取り組みながら、虐待的な父親に対する自分の感情に真正面から向き合ってきました。あなたは父親に手紙を書き投函しました。父親から返事は来ませんでしたが、あなたの回復にはそれだけで十分に効果がありました。面と向かって直接伝える必要はなかったのです。

あなたが幼い頃に家を出て行ってしまった母親についてもいろいろとわかってきました。母親が生まれ育った町を訪ね、彼女の知り合いを何人か見つけました。真実を知った今、あなたの心はずいぶん穏やかになりました。

お酒を止めることにしたのは賢い決断でした。簡単ではありませんでしたが何とか止まって、今ではもう強い飲酒欲求は感じなくなりました。

悪くない人生を送っています。そしてこれからもっとよくなる予感がします。あなたを心から愛しています。

心からの愛と思いやりをこめて、マーラより

親愛なるアリーへ

あなたのことが本当に好きになりました。五年前だったら絶対にこんなこと言えなかったけど、今はあなたが大好きです。五年前の私はあなたが大嫌いでした。あなたの体型が大嫌いでした。ひどく臆病なところも嫌いでした。劣等感のかたまりみたいなあなたが大嫌いでした。

今の私はあなたがなぜそんなだったのか理解できます。あなたがなぜいつも怯えてばか

りで自信がなく、自傷行為に耽っていたのかがわかりました。あなたを嫌っていた私を赦してください。私はあなたを理解して労わってあげるべきだったのです。

私たちが幼い頃に受けた性的虐待はあってはならない悲惨な出来事です。今でも思い出すたびにムカムカします。でもあなたはそのことを誰にも言わずに自分だけの秘密にしていましたね。私はその体験を信頼できる人たち三人に聞いてもらいました。一人はトラウマに詳しいセラピストの先生、あとの二人は親友です。話すことができたおかげで本当に気持ちが楽になりました。誰かと自分のつらい過去を分かち合うことで、こんなに心が癒されるなんて本当に驚きです。

今日まで五年間、あなたが見せた勇気と行動力には頭が下がる思いです。自分を変えることによって、あなたはとても成長したし、心が穏やかになりました。一年間の集中的なカウンセリングと五日間のトラウマ合宿に参加した後、あなたはドリューとマーティーに直接会って、彼らから受けた虐待について対峙しました。両親や祖父にもそれを知っていながら知らないふりをして黙っていた事実を突きつけました。でも、あなたは彼らを変えるつもりはまったくありませんでした。そんな期待はまったくせずにやりました。自分の力を取り戻すためにやったのです。あなたが自分に正直に生きてゆくためにやったのです。やってよかったと本当に思います。やっと自由になれました。

トラウマや依存症や性的虐待について、数カ月間たくさんの本を読んで勉強しましたね。それからEMDR療法の素晴らしい効果には驚きました。

CoDAのミーティングに参加するため一〇〇キロ以上離れた会場に毎週車で通ってい

たけれど、とうとう三年前に自分の住む町で新しいCoDAのミーティングを立ち上げました。どんどん人が増えて活気のあるグループに成長しました。

回復プログラムに熱心に取り組んだので、心がだいぶ癒されて穏やかになりました。特に過去の性的虐待については徹底的に掘り下げています。未解決の部分がまだたくさんあるけれど、昔のようにそれに振り回されてばかりではなくなりました。精神的にもいい感じで落ち着いています。新しい彼氏ができました。奇跡的としか言いようがないけど今度の彼氏は親切な普通の男性です。

この五年間、大変なこともいろいろ起きたけど、なんとか乗り切りました。特に、ここ一年間のあなたは今までになく地に足がしっかりと着いた感じで力強く生きています。あなたがこれから示してくれる勇気と根性に感謝します。今の私があるのも、すべてあなたのおかげです。あなたは凄い人です。

たくさんのハグをあなたに、アリーより

ストーリーを書くことのヒーリング効果

本書のやり方に沿って自分のストーリーを書く作業の持つヒーリング効果は絶大です。そしてこれはほんの始まりにすぎません。これから三カ月間、少なくとも週一回はあなたがここで書き上げた六つの文章を読み返してください。可能であれば声を出して読んでください。うっかり忘れたりしないようにカレンダーに印をつけて必ずやってください。

三カ月経ったら、今度は月一回に間隔を延ばします。

一年経ったら、自分のストーリーをパート1からパート6まで新たに書きなおします。それほど変える必要のない部分もあれば、大幅に書きなおしたくなる部分もあるでしょう。書きなおすことで回復にさらに弾みがつきます。

自分のストーリーを定期的に読み返すことにより、あなたのなかに回復力と希望が着実に積み重ねられてゆきます。あなたの回復と癒しがさらに前進します。自分のストーリーにしっかりと寄り添いながら生きている自分を感じるようになります。

自分の回復と癒しを味わい楽しむ

トラウマというものは、その原因もダメージの現れ方も本当に人それぞれです。トラウマは単に表面的に起きた出来事ではなく、被害者の身体の奥深く生理的営みのなかにどっぷりと根を下ろすものです。ですからトラウマから回復するためには精神的な治療とともに身体的な治療も必要になります。依存症も十人十色です。もし依存症があなたの人生に何らかの形で影響を及ぼしているなら、必ずそれと真剣に向き合い対処してください。

トラウマと依存症がタッグを組むと、お互いを刺激し合い、強め合う最悪のコンビを形成します。そしてそのコンビは、対戦相手を自己憐憫と罪悪感で交互に打ちのめす、きわめて有害な状況を作ります。多くの人がこの悲惨な状況の真っ只中に居ながらもそれを否認しているため、さらに自己憐憫と罪悪感を深めてしまいます。同時に、その自己憐憫と罪悪感を身近な人々にも押しつけてゆきます。

あなたがこの章で書いたストーリーの始まりの部分は、トラウマと依存症があなたの人生に与えたダメージを描いているはずです。しかし、そのストーリーは次第に方向を変え、回復、希望、幸せ、癒しへと向かい始めています。次にあなたがしなければならないことは、ストーリーの主役であるあなた自身が書かれた通りの物語を生きてみせることです。そのためには自分の過去を受け入れ、心の痛みと向き合い、それをくぐり抜ける必要もあるでしょう。その向こう側に、たくさんの人々と歩みをともにする喜びにあふれた穏やかな未来があるのです。

あなたの人生にとって重大な意味を持つこの回復プログラムを進めてゆくことによって、以下のような結果が期待できます。

- 自分の考え方、感じ方、行動の仕方の背景にあるものがわかり、自分自身をよりよく理解できる。自分の人生なのに自分でもわからなくて混乱していた部分がはっきりと見えてくる。
- 身近な人々との人間関係に影響を及ぼしてきた自分の行動パターンが理解できる。ねばり強く取り組むことでその行動パターンを健全なものに変えることができる。
- 劣等感と自己憐憫を感じることなく、生きる価値のある自分の人生を見つけられる。
- 完璧に生きなくてもいいこと、自分を偽って生きる必要のないこと、「賞賛される価値のない自分」を他人に見抜かれて裁かれることを怖れなくてもいいことがわかる。
- 自分自身の感情から逃げたり、それを抑え込んだりする必要がなくなる。自分の感情を感じ、それを他人に向けて健全に表現できるようになる。

- 他人とぶつかることを極端に怖れたり、強迫的な承認欲求に突き動かされたりしなくなる。自分自身の判断力、価値観、希望に基づいて自分の生き方を通してゆけるようになる。
- 自分のためにならない有害な人間関係を避けたり、終わらせたりできるようになる。
- いつでも自分を守れるよう警戒しながら生きる緊張感から解放される。病的な被害者意識が薄れてゆく。
- 他人との間に健全な境界線が引けるようになる。一人ひとりに合わせた適切な距離感を持って人間関係を築いてゆける。
- 「イエス」と「ノー」と「少し考える時間をください」の三つを上手に使い分けられるようになる。
- 助けが必要なとき、その助けはすぐ手の届くところにあることがわかる。その助けを自分から求め、援助を受け入れられるようになる。
- 暗い過去を健全に手放せる。
- 自分自身を赦し、受け入れられる。自分の犯した過去の間違いや失敗を受け入れ、それらを学びに変えられる。
- まわりの人々や社会への帰属感が生まれる。いろいろな過去を持った普通の人間が世の中にたくさんいて、自分もそのなかのひとりであると思えるようになる。自分は他人と付き合う資格のないダメな人間だと感じてひきこもる必要がなくなる。
- 自分自身にも他人にも健全な思いやりが持てるようになる。
- いつもたくさんの選択肢のなかで生きていることを実感する。

・人生の方向性が見えてくる。押し流されている感じや閉塞感がなくなる。目的もなく方向もわからずにただがむしゃらに走るような生き方をしなくなる。
・絶望感や恐怖感にとらわれずに自分の人生と正面から向き合える。困難な状況に圧倒されることもなく、予期せぬことにも混乱しなくなる。誰かが思わぬことをしても、裏切られたと感じて相手を切り捨てることをしなくなる。人生に問題は付きものなのだと受け入れ、自分の力を信じれば何とか乗り切ってゆけると思えるようになる。
・自分の生き方に明確さが現れ、自信と生命力がみなぎってくる。
・パートナーとして、親として、きょうだいとして、祖父母として、友人として、それぞれの人間関係のなかで健全で力強い役割を演じられるようになる。
・日々、その瞬間ごとに、自然体で物事に臨めるようになる。

これらはプログラムを実践しながら回復し癒されてゆく将来のあなたへの約束です。数え切れないくらい多くの仲間が同じ道筋をたどり、たくさんの気づきに目覚め、自由を手に入れ、生まれ変わってゆきました。私の心は常にあなたの心とともにあります。

付録

子ども時代の有害な体験の研究

子ども時代の有害な体験（The Adverse Childhood Experiences：ACE）の研究は、「国内における多くの健康問題や社会問題は子ども時代の有害な体験に発端があるのではないか」という可能性を調査するために一九九〇年代に始められ、現在に至るまで継続している長期プロジェクトです。この研究は米国疾病予防管理センター（Centers for Disease Control and Prevention：CDC）とカイザー社の予防医学部門のコラボレーションにより進められています。

ＡＣＥとは、虐待、ネグレクト、暴力、依存症の問題、精神疾患、夫婦間の不和、犯罪行為などの家庭内問題によって小児が受ける極度のストレスやトラウマ体験の総称です。この研究は、子ども時代の有害な体験が引き金となり社会的、精神的、認知的機能障害を抱えるに至った個人が、成長するにつれて問題行動を起こすようになったり、暴力、反復被害、病気、障害、若年死などの危険に巻き込まれたりしてゆくという図式を検証するものです。昨今の神経生理学分野の目覚ましい発展により、子ども時代の有害な体験が発育期の児童の神経系の発達を妨げ、脳の生理的機能に永続的な影響を及ぼすことがわかり、プロジェクトの研究結果を生物学的にも裏付けるものとなりました。

この研究の成果として、児童虐待、ネグレクト、種々のトラウマ被害で数多くの子どもたちが苦しんでいる実態が見えてきました。調査対象者の三分の二に当たる人が何らかのＡＣＥ体験を持ち、全体の五分の一に当たる人が三つ以上のＡＣＥを体験しながら育っています。ＡＣＥ体験がその被害者に与える影響には短期的なものと長期的なものがあり、成長するにしたがって被害者は複数の健康的問題と社会的問題を抱えてゆきます。

ＡＣＥスコアとは、子ども時代のＡＣＥ体験によって抱え込んだストレスの総和を数値にして表わすもので、以下にあげる健康問題が将来発生する危険性は、ＡＣＥスコアの高さと非常に強い相関関係を示しています。

- アルコール依存症および乱用
- 慢性閉塞性肺疾患（Chronic Obstructive Pulmonary Disease：COPD）
- うつ病
- 流産や死産
- 不衛生な家庭環境
- 違法薬物の使用
- 虚血性心疾患（Ischemic Heart Disease：IHD）
- 肝臓障害
- パートナーからの暴力被害
- 複数の性的パートナーを持つ
- 性感染症

- 喫煙
- 自殺未遂
- 望まない妊娠

高いＡＣＥスコアの保持者は同時に複数の項目に該当する危険性も高まります。

（出典：http://www.acestudy.org）

ACEスコアを測ってみましょう

ACE研究では子ども時代のトラウマ的出来事を一〇種類に分類しています。当事者が直接受ける身体的虐待、心理的虐待、性的虐待、感情的ネグレクト、身体的ネグレクトの五種類と、家族メンバーの状態に関する五種類があります。家族メンバーの状態の項目としては、アルコール依存症、暴力を受ける母親（面前DV）、服役中の家族がいる、精神疾患の家族、離婚・死別・失踪などで親がいなくなることです。

一つ当てはまるごとに1ポイント加算してゆきます。たとえばアルコール依存症の父親が母親に暴力をふるい、本人も身体的虐待を受けた場合は3ポイントになります。

以下の質問に「はい」と答えるごとに1ポイントを加算してください。

1　両親や大人の家族メンバーがよくあなたに、罵ったり、侮辱したり、悪口を言ったり、恥をかかせたりしましたか？　または、ケガをさせられるのではないかと怖れるような振る舞いがよくありましたか？

2　両親や大人の家族メンバーがよくあなたを、押したり、つかんだり、あなたに平手打ちをしたり、ものを投げつけたりしましたか？　または、アザやケガをするほど叩かれましたか？

3　大人、またはあなたより五歳以上年上の人が、性的なやり方で、身体に触ったり、抱きしめたり、自分の身体を触らせたりしたことはありますか？　口や肛門や膣に性器を挿入しようとされたことはありますか。

4　家族の誰からも愛されていない、自分は大切にされていないと感じることがよくありましたか？　家族がお互いに、気づかったり、親しく感じたり、支え合ったりしていない、とよく感じましたか？

5　食事が十分でない、服を洗濯してもらえない、誰も自分を守ってくれない、とよく感じていましたか？　または、親がアルコールや薬で酔っ払っていて世話をしてくれない、必要なときに医療機関に連れて行ってもらえないとよく感じましたか？

6　両親が離婚や別居をしましたか？　何らかの理由で親がいなくなってしまうことが起きましたか？

7　母親や継母がよく突き飛ばされたり、暴力的につかまれたり、叩かれたり、ものを投げつけられたり、蹴られたり、噛まれたり、拳で殴られたり、硬いもので叩かれたり、数分以上殴られ続けたり、刃物や銃で脅されたりしていましたか？

8　家族の誰かが、大酒飲みであったり、アルコール依存であったり、薬物依存であったりしましたか？

9　うつ病や精神疾患を患った家族がいましたか？　家族の誰かが自殺未遂をしましたか？

10　家族の誰かが刑務所に入りましたか？

（出典：http://acestoohigh.com/got-your-ace-score）

ACE回復力診断表

各質問に対して自分に当てはまる答えを五つのなかから選んでください。

1　子どもの頃、母親は私を愛していたと思う。

当てはまる　たぶん当てはまる　わからない　たぶん当てはまらない　当てはまらない

2　子どもの頃、父親は私を愛していたと思う。

当てはまる　たぶん当てはまる　わからない　たぶん当てはまらない　当てはまらない

3　子どもの頃、両親に代わって私の世話をしてくれる人がいた。その人は愛情を持って私に接してくれた。

当てはまる　たぶん当てはまる　わからない　たぶん当てはまらない　当てはまらない

4　子どもの頃、家族の誰かが私の遊び相手をしてくれていて、私はそれを喜んでいたと聞かされている。

当てはまる　たぶん当てはまる　わからない　たぶん当てはまらない　当てはまらない

5　子どもの頃、私が寂しい時や悲しい時になぐさめてくれる親戚の人がいた。

当てはまる　たぶん当てはまる　わからない　たぶん当てはまらない　当てはまらない

6　子どもの頃、私は近所の大人や友達の親から好かれるほうだった。

当てはまる　たぶん当てはまる　わからない　たぶん当てはまらない　当てはまらない

7　子どもの頃、私が困っている時に助けてくれる大人（教師、部活のコーチ、聖職者、頼りになる年上の知り合いなど）がいた。

当てはまる　たぶん当てはまる　わからない　たぶん当てはまらない　当てはまらない

8　家族の誰かが、私が学校でうまく過ごせているかを気にしてくれていた。

当てはまる　たぶん当てはまる　わからない　たぶん当てはまらない　当てはまらない

9　家族、近所の人、友人たちの普段の会話は向上心が感じられるものだった。

当てはまる　たぶん当てはまる　わからない　たぶん当てはまらない　当てはまらない

10　家庭内でのルールがあり、家族は皆それを尊重していた。

当てはまる　たぶん当てはまる　わからない　たぶん当てはまらない　当てはまらない

11　感情的によくない状態の時、信頼して話せる相手を見つけることが大抵はできた。

当てはまる　たぶん当てはまる　わからない　たぶん当てはまらない　当てはまらない

12　子どもの頃、まわりの人たちは私の能力や可能性に気づいてくれていた。

当てはまる　たぶん当てはまる　わからない　たぶん当てはまらない　当てはまらない

13　私は自立的で積極的な人間だった。

当てはまる　たぶん当てはまる　わからない　たぶん当てはまらない　当てはまらない

14　「人生は自分で作り上げるもの」だと思う。

当てはまる　たぶん当てはまる　わからない　たぶん当てはまらない　当てはまらない

- これらの回復を促進する要因をあなたはいくつ持っていましたか？
- 「当てはまる」や「たぶん当てはまる」要因はいくつありましたか？
- 「当てはまる」や「たぶん当てはまる」要因のなかで今の自分にも「当てはまる」ものはいくつありますか？

（出典：http://acestoohigh.com/got-your-ace-score/）

解説

素晴らしい本が手元に届いた。アディクションの治療に携わっている我々にとって憧れの人、クラウディア・ブラック氏の執筆によるトラウマと依存症の複雑な関係を描いた、そして回復への道しるべを示した本書である。原題は*Unspoken Legacy*、語るにはあまりにもつらすぎる負の遺産ということなのだろうが、回復への道を進むことで（本書のなかの多数の実例でもそうだが）それはもはや負ではない輝く遺産へと変化するに違いない。そう感じている。

本書が手元に届き初めて目を通したのは、中国で新型コロナウイルス感染症が怖ろしいスピードで拡大した二〇二〇年一月末であった。それはあっという間に日本を含め全世界に広がり、アディクションを専門にしている当院へもその恐怖は忍び寄り、日々対策に追われた。再度本書を手に取っても集中できない日々が重なり、精魂ともに尽き果てるかと思われた日、またふと本書に目を通した。現実のコロナ感染の恐怖から逃げるように、そしてそれはまさしく本書を手に取った人が過去の亡霊から逃げようとするかのように、この本のなかにどっぷりとつかった。二度三度と読み終えた日、ちょうど緊急事態宣言が解かれ、しばしの平和が取り戻された。そのなかでこの本について振り返ることができるのは何かしらの見えないパワーを感じている。この時間を利用して、一日も早く本書がアディクションに携わる多くの医療従事者の元に、そしてこの問題に長らく影響を受け、とらわれた当事者の元へ届いてほしいと願っている。

本書は大きく二部に分かれており、前半はトラウマと依存症の複雑に絡み合った関係を丁寧に説明している。著者はそれをトラウマと依存症がペアダンスを踊る二人のダンサーと称している。複雑に絡み合い、世代を超えて踊り続けていく。これをどうやって止めていくのか、当事者がこのガイドに従って実践できるのが後半である。もちろん、今まで依存症者の治療に携わり、回復への道のその核心ともいえる原家族の問題、トラウマの問題に取り組んでいる我々にとっても大変有用なガイドブックとなっている。依存症の治療は、その回復のためにまずはこの疾患の特徴を知り、回復のプログラムを実践し、再発予防を行っていく。その過程では、一旦依存から離れることは可能であるが、本当の回復の段階に進むためには、さらに原家族の問題、トラウマ、癒されていない喪失感などに取り組まなければならない。その手引きとして本書は素晴らしいガイドブックとなっている。

著者であるクラウディア・ブラック氏との直接の面識はないが、本書の監訳者である水澤都加佐氏の主催するアメリカ研修に参加した当院のスタッフ二人が私のために彼女の名著『私は親のようにならない――嗜癖問題とその子どもたちへの影響』（誠信書房）［*It Will Never Happen to Me*］にサインをもらってくれた。今年のその研修では、ぜひともクラウディア・ブラック氏に会い、直接この本について教えを請いたいと考えていたが、このコロナ騒ぎで例年のアメリカ研修もお預けとなった。新型コロナウイルス感染症が収束し、再びアメリカへ旅立つ頃には、きっと本書を読み、回復へのきっかけを歩みだす当事者、そしてその傍らにいる医療従事者が多数いるに違いない。

新型コロナウイルス感染症が一日も早く収束し、世界にも平穏な日々が訪れることを願い、本書を手にしたトラウマと依存症の問題を抱えた方たちにも同じく平穏な日々が訪れることを願って止まない。

色の変わっていく紫陽花を眺めながら。

医療法人社団飯盛会 倉光病院 院長
倉光かすみ

監訳者解題――*Unspoken Legacy*日本語版の意味

アディクション業界は、かつてのアルコールや薬物依存症が中心だった時代から、いつの間にかギャンブルやゲーム、買い物、恋愛、セックス、仕事、処方薬などと、依存対象の広がりはとどまるところを知らないばかりか、診断名も依存症という呼び慣れた言葉から○○障害というような言い方に変わってきた。また、一見新しい依存対象に見えても、実はかねてよりそうした問題が存在しなかったわけではなかったものも多い。たとえば、先祖代々の田畑を博打で失った話や、今でいうところの恋愛依存のような話には、歌舞伎の世界でも事欠かない。そうした問題は、かなり以前から存在したが、アディクションとして一般に知られるようになってきた背景のひとつには、マスコミが芸能ニュースなどで面白おかしく取り上げ、芸能人の薬物汚染や、名の知れた回復者などを表に出し、潜在していた問題を顕在化させてきたこともあろう。裾野の広がりとともに、アディクションは大きなビジネスになり、自助グループも多岐にわたるようになった。

一方、大切な治療はと言うと、一〇年前、二〇年前、三〇年前と、いったい日本では何がどう変わり、どのように発展してきているのだろう。アディクションに関連した書籍は雨後の筍のごとく出版されてはいるものの、治療に関する記述は、ほとんどないか、あっても臨床場面で実際に役に立つものには、なかなか出会えない。また、いくつかの治療施設では、アディクション業界で仕事をする人たちのための研修などを行っているが、これもまた具体的援助場面でどのようにアディクションを治療するかという点では、役に立つものには出会えないという声を耳にすることが多い。

病院やクリニックでの治療はというと、離脱症状の治療から始まり、それが落ち着くとアディクションとはどういう病かの教育をし、あとは自助グループに丸投げをするか、逆に回復に至るかどうかの確証もないまま、患者を長期にわたって囲い込むような治療が行われているように見える。後述するが、本書の解説をご執筆いただいた倉光先生が院長をされている福岡の飯盛会倉光病院においては、多くのアメリカの治療モデルを導入し、またスタッフの多くが実際にアメリカで研修を受け、さらにアメリカから講師を招聘してプログラムの充実を図ってきた。その結果、再発率もきわめて低く抑えられ、再入院患者も少なくなった経緯がある。

さて、クラウディア・ブラックとは、かれこれ三〇年近く前から何度もお会いし、会食を共にし、私邸を訪問したりして親交を保ってきた友人の一人である。現在彼女は、アリゾナ州のウィッケンバーグという町にあるClaudia Black Young Adult Centerという青少年を対象にしたアディクションの治療施設を運営している。ここは、かつて私も滞在し、クラウディアも仕事をしていたことのあるThe Meadows（メドウズ）という、いわば五つ星の治療施設に隣接している。彼女の名著 *It Will Never Happen to Me*（邦訳『私は親のようにならない』）からこの *Unspoken Legacy* に至る間にも何冊かの書籍を出版をしているが、アディクションの治療に携わる者の一人として、彼女の書は決して見落とせないものばかりである。

アメリカのアディクション臨床場面では、アディクションには、三つの原因と三つの関連性のある問題があるとよく言われる。簡単に言うと、原因の第一は、一定量、一定の回数以上の化学物資の使用やギャンブルを繰り返し行ってきたということ。第二に、遺伝の要素があるということ。そして第三は、脳の報酬回路の問題であるという。ドーパミンなど、日常生活では起こりえないほどの大量のホルモンの分泌が化学物質の使用やギャンブルなどによって促された結果、その高揚感に「ハマる」のだ。また、これとは別に、三つの関連性のある問題が指摘されている。原因ではないが、アディクションと密接な関連があるという意味である。第一は、その人の成育歴、言い換えれば、生まれ育った家族、原家族でどのように育ったのか、身体的、情緒的虐待があったのか、遺棄があったのか、それとも安心感が欠如していたのかといった問題。第二に、本書のテーマであるトラウマの体験があるかどうか。第三に未完の喪失感の問題である。未完、ということは、いまだ癒されていない喪失感ということである。

はじめに述べた三つの原因は、医学界においても認められているものであるが、では治療はどうするか、ということになると、飲み過ぎて、ギャンブルをやり過ぎてアディクションになったのなら、やめるしかないというのは当然な話。どうしたら止められるかということの治療体系がしっかりしていないと、患者は回答が得られないままである。第二の遺伝の要素に関しても、アディクションの問題を抱えるに至ってしまった人に、「あなたには遺伝の要素がある」と言ってみたところで、「ではどうしたらいいのですか？」という疑問を抱かせる結果にしかならない。予防的には重要な情報であるが、アディクションの治療で、遺伝の要素があると言われたところで、それがそのまま回復に向かうわけではない。第三の脳の問題について、アディクションは、脳の病であるともいう。今現在進んでいるのは、薬物療法のみのようである。古くはAntabuseなどの抗酒剤や、近年では飲酒欲求を下げたり飲酒による高揚感が抑制されたりする薬物療法が盛んに行われるようになってきている。それらが本来の治療かどうかという議論はさておき、そもそも本来の治療というものがしっかり確立されているとは到底言えないのが日本の現状であるのだから、回復の役に立つものは何でも取り入れるしかない。

さてそうなると、アディクションの治療は、アディクションに関連する三つの問題に手を付けるしかないことになる。第一の生い立ちの問題は、まさにクラウディアが長い間取り組んできた問題のひとつである。アダルト・チャイルドという概念は彼女が生みの親であることはよく知られている。この言葉は、彼女がカリフォルニア州のある病院で援助者として仕事をしていた時に、入院している依存症者の子どもたちに援助をする必要性を感じ、一二歳までの子どもたちのグループをヤング・チャイルドのグループ、一三歳から一九歳までのいわゆるティーンエイジャーの子どもたちはティーンエイジグループ、二〇歳以上のすでに大人になっている依存症者の子どもたちのグループをアダルト・チャイルドのグループとして年齢ごとにグループ構成をした際に生まれた言葉である。依存症者にはアダルト・チャイルドが多いことはよく知られている事実であるし、アダルト・チャイルドのさまざまな課題、ここでは詳細は紙幅の都合で書かないが、アダルト・チャイルドの生きにくさの問題に取り組むことなくしてはなかなか回復が困難であることはこの分野できちんと仕事をしている人なら周知の事実であろう。第二のトラウマの問題こそ、この書の目的のひとつである。トラウマに関する類書も実に多く出版されているが、どれもこれも似たり寄ったりで、アディクションとトラウマの関係、トラウマをどのように治療するかに関する記載は心もとないものが多い。この*Unspoken Legacy*に勝るものに出会ったことがないのは、おそらく私だけではなかろう。第三の未完の喪失感は、子ども時代からのさまざまな喪失の体験が癒されないまま時間が過ぎ去ってきた人たちの課題である。いわば、心の痛み止めとしてのアルコール、薬物、ギャンブルのような即効性のある行動にのめりこむのだ。したがって、深い悲しみ、グリーフをいかに癒すかは、アディクション問題を抱える人たちにとっては回復のためには不可欠な取り組みの課題となる。アディクション治療は、原因に対する働きかけでなく、関連性のある問題に取り組む必要があるということになる。

本書の解説をお願いした飯盛会倉光病院院長・倉光かすみ先生とは、もうかれこれ一五年くらいの長きにわたっていろいろとご指導をいただいている。そもそもの出会いは九州アルコール関連問題学会だったかと記憶している。それ以後、何度か病院にお招きいただいたり、私が主催をしているアメリカアディクション研修に毎年必ずスタッフを派遣される熱心さで病院のアディクションプログラムを築き上げてこられた方である。アディクション治療をする病院は全国でもかなりの数に上るはずだが、教育プログラムと集団療法、自助グループの導入などが中心で、アディクションの三つの関連性のある問題についての治療には手を付けていないように見受けられる。倉光病院に関して言えば、海外の有数な病院や施設と比較しても何ら劣るところが見当たらない。アディクションからの回復者スタッフも多く、遠方からも患者が入院してきている。前述したが、全国の多くの病院や施設では、再入院患者が全体の三〇%以上を占めているところは少なくなく、なかには半数以上が再入院ということも決してまれな話ではない。最近のデータでは、倉光病院における再入院率は、わずか一四%と聞いている。その背景は、アディクションの三つの関連性のある問題に対するアプローチをきちんと行っているからにほかならない。そうした治療を提供している病院の院長である倉光先生に本書の解説をお願いしたのは、言うまでもなく関連性のある問題に対する取り組みが回復には欠かせないことを深く理解して実践をしておいでだからである。私自身からは本書の内容に関しては詳しく述べないが、まず倉光先生の解説からお読みいただくと本書の意味がわかりやすいかもしれない。

最後に、訳者の会津亘さんについて一言感謝の気持ちを述べたいと思います。

会津さんは、早稲田大学を卒業後、アメリカで博士号を取得して帰国された方です（巻末の略歴を参照）。私自身が多忙であるために、なかなか翻訳をしている時間が取れず、今回会津さんにお願いすることとなりました。アディクション業界に詳しく、またアディクションに関連した言葉にも詳しいために、アメリカ研修の通訳や翻訳では会津さんにお願いすることが多くなりました。とても優秀な方で、尊敬している方でもあります。一緒にこうした作業に取り組めることをとても感謝しております。

二〇二一年一月二四日

Healing & Recovery Institute
水澤都加佐

著者略歴

クラウディア・ブラック Ph.D.（*Claudia Black*）

畏友クラウディアは、アディクションと家族問題の臨床家であり研究者、そしてトレーナーでもあります。クラウディアの先駆的な仕事は世界的に認められており、研究書としても、また実用書としても極めて有意義な書籍を多数出版しています。

1970年代以降、何度もアリゾナの彼女の家でクラウディアに会い、語り、食事をし、楽しく過ごしてきましたが、最近ご主人のジャックさんを亡くし、日本でいうところの形見分けをしていただいたばかりです。長いお付き合いのなかには、そうした悲しい出来事も含まれています。

クラウディアの業績は、言うまでもなく「アダルト・チャイルド」「アダルトチルドレン」という言葉の生みの親であり、依存症者の家に生まれ育つ子どもたちへの依存症の影響を深く追求してきたことです。また、家庭内暴力や機能不全な家庭における家族間のダイナミクスについても生涯のテーマとして取り組んでいます。

彼女は現在、世界的に知られているアディクション治療施設メドウズ（アリゾナ州ウィッケンバーグ）のシニア・フェローであり、メドウズに隣接するクラウディア・ブラック・ヤングアダルトセンターの運営とともに、自ら18歳から26歳までのアディクション問題を抱える人たちの治療にあたっています。

監訳者略歴

水澤都加佐（みずさわ・つかさ）

Healing & Recovery Institute 所長、Phoenix International Consultations 日本支社長。

1943年生まれ。学習院大学卒、日本社会事業大学研究科修了。

カリフォルニア州のベティ・フォード・センター、メイトリックス・インスティテュート、メサ・ビスタ・ホスピタル、アリゾナ州のメドウズ、シエラ・テューソンなどで集団療法、認知行動療法、ナラティブセラピー、インタベンション、グリーフ・ワークなどトレーニングを受ける。サンタ・モニカ、ランチョ・ミラージュなどの名誉市民。

神奈川県立精神医療センターせりがや病院心理相談科長、株式会社アスク・ヒューマン・ケア取締役研修相談センター所長、アルコール薬物問題全国市民協会（ASK：アスク）副代表を経て、現職。

著書 『アルコール』（大月書店［2005］)、『薬物』（大月書店［2006］)、『仕事で燃えつきないために――対人援助職のメンタルヘルスケア』（大月書店［2007］)、『悲しみにおしつぶされないために――対人援助職のグリーフケア入門』（大月書店［2010］)、『自分の「怒り」と向き合う本』（実務教育出版［2012］)、『あなたのためなら死んでもいいわ――自分を見失う病「共依存」』（春秋社［2016］） ほか多数

訳書 『恋愛依存症の心理分析――なぜ、つらい恋にのめり込むのか』（大和書房［2001］)、『依存症から回復した大統領夫人』（監訳・大和書房［2003］)、『すばらしい悲しみ――グリーフが癒される10の段階』（共訳・地引網出版［2007］)、『自殺、なぜ？どうして！――自殺予防、自殺企図者と自死遺族のケアのために』（大月書店［2012］)、『子どもの悲しみによりそう――喪失体験の適切なサポート法』（共訳・大月書店［2014］)、『高機能アルコール依存症を理解する――お酒で人生を棒に振る有能な人たち』（監訳・星和書店［2018］)、『処方薬依存症の理解と対処法』（監訳・星和書店［2019］） ほか多数

訳者略歴

会津 亘（あいづ・わたる）

分子生物学博士。精神保健福祉士。介護福祉士。コネチカット大学で学位取得後、ハーバード大学等で癌治療の研究に従事。帰国後は、アルコール薬物依存症治療施設等で回復プログラムの実践に取り組みながら、Healing & Recovery Instituteを通じての関連書籍やセミナーでの翻訳・通訳に携わる。2020年より依存症治療分野にて当事者や家族の支援を行う一般社団法人リカバリング・マインズ理事。

あなたの苦《くる》しみを誰《だれ》も知《し》らない
トラウマと依存症《いぞんしょう》からのリカバリーガイド

2021年 3 月10日　印刷
2021年 3 月20日　発行

著者——クラウディア・ブラック
監訳者——水澤都加佐
訳者——会津 亘

発行者——立石正信
発行所——株式会社 金剛出版
〒112-0005 東京都文京区水道1-5-16　電話 03-3815-6661　振替 00120-6-34848

装丁◉山田知子(chichols)　　印刷・製本◉音羽印刷

ISBN978-4-7724-1814-0 C3011
©2021 Printed in Japan

JCOPY 〈㈳出版者著作権管理機構 委託出版物〉
本書の無断複製は著作権法上での例外を除き禁じられています。複製される場合は、そのつど事前に、
㈳出版者著作権管理機構（電話03-5244-5088、FAX 03-5244-5089、e-mail: info@jcopy.or.jp）の許諾を得てください。

トラウマとアディクションからの回復
ベストな自分を見つけるための方法

［著］＝リサ・M・ナジャヴィッツ
［監訳］＝近藤あゆみ　松本俊彦

B5判　並製　344頁　本体 4,200円＋税

トラウマとアディクションに苦しむ人びとと家族、
援助者のために回復のヒントや援助の工夫がちりばめられた
実践的なワークブック。

子ども虐待とトラウマケア
再トラウマ化を防ぐトラウマインフォームドケア

［著］＝亀岡智美

A5判　上製　232頁　本体 3,400円＋税

トラウマインフォームドケア、TF-CBT、
アタッチメントなど
現代のトラウマケアに欠かせないさまざまな視点を網羅し、
臨床に活かす。

トラウマにふれる
心的外傷の身体論的転回

［著］＝宮地尚子

四六判　上製　352頁　本体 3,400円＋税

薬物依存、摂食障害、解離性障害、女性への性暴力、
男児への性虐待の臨床現場で
トラウマと向き合う精神科医の、
思索の軌跡と実践の道標。